AF311828

NOUVELLES RECHERCHES

SUR L'ORIGINE, LA NATURE ET LE TRAITEMENT

DE LA

MÔLE VÉSICULAIRE

OU

GROSSESSE HYDATIQUE.

DE L'IMPRIMERIE DE CRAPELET,
rue de Vaugirard, n° 9.

NOUVELLES RECHERCHES

SUR L'ORIGINE, LA NATURE ET LE TRAITEMENT

DE LA

MÔLE VÉSICULAIRE

OU

GROSSESSE HYDATIQUE;

PAR Mᵐᵉ Veuve BOIVIN,

Maîtresse Sage-Femme, Surveillante en chef de la Maison royale de Santé de Paris; gratifiée de la Médaille d'or du Mérite civil de Prusse; Auteur de plusieurs Ouvrages, Inventeur de divers instrumens relatifs aux Accouchemens et aux Maladies particulières aux femmes.

Avec Figure.

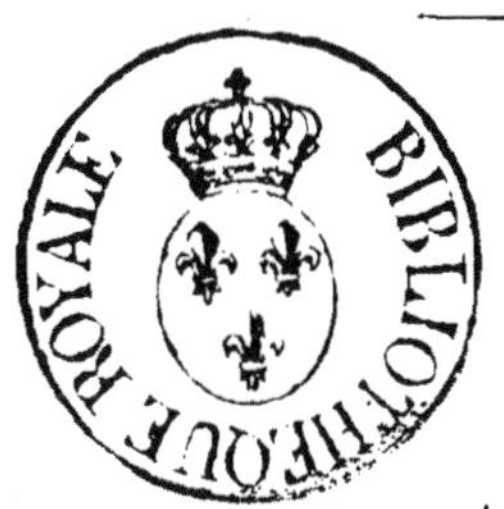

A PARIS,

CHEZ MÉQUIGNON L'AINÉ, PÈRE,

LIBRAIRE DE LA FACULTÉ DE MÉDECINE,

DES HÔPITAUX CIVILS ET MILITAIRES DE PARIS, DE L'INSTITUTION ROYALE DES SOURDS-MUETS

RUE DE L'ÉCOLE DE MÉDECINE, Nᵒ 9.

1827.

A MADAME

VEUVE

WYTTENBACH DE LEYDE.

MADAME ET AMIE,

Ce n'est point à la femme célèbre qui vécut parmi les grands hommes de l'antiquité, qui sut les interroger et reproduire de hautes pensées philosophiques, qu'elle orna de ce coloris attique, de cette noble simplicité de style, qui distingue les anciens précepteurs du monde ; ce n'est point à CLÉOBULINE *que j'oserais offrir ce Mémoire ; il est trop peu digne de l'élégant et savant auteur* *d'*HERMIONE *et d'*ALEXIS, *des* SYMPOSIAQUES *et de* THÉAGÈNE; *c'est à vous, mon amie, qui cultivez avec plaisir et succès plusieurs branches des sciences naturelles; c'est à vous, si simple, si bonne, qui voudriez avoir en votre puissance les moyens de tarir la source des maux de l'espèce humaine; c'est à vous que je présente ce faible témoignage public de mon admiration et de ma tendre amitié.*

VEUVE BOIVIN.

Paris, ce 1er mai 1827.

A. Charal.
Imp. Litho de Mᵉˡˡᵉ Frementin, rue St André des Arcs, №. 19.

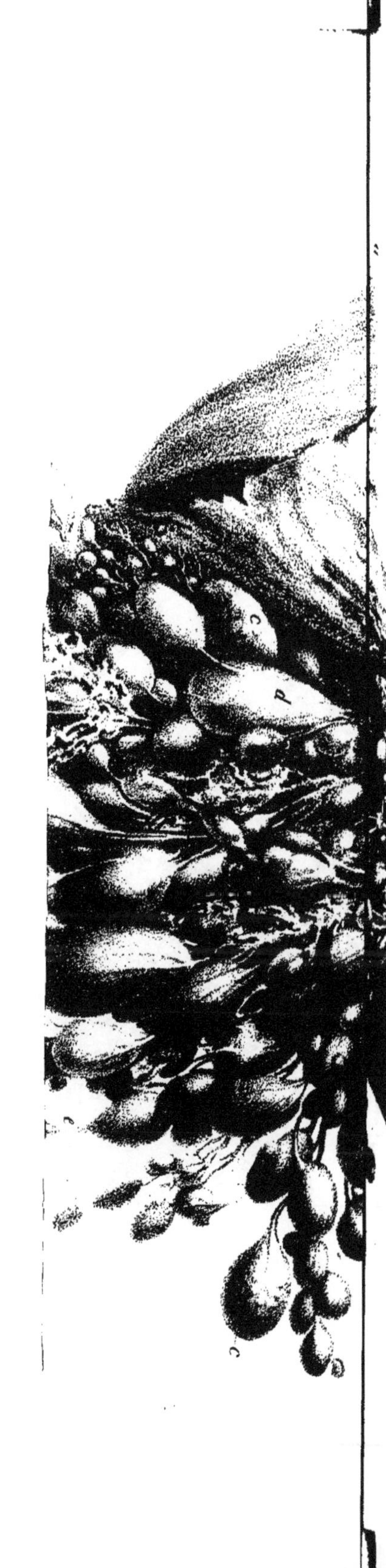

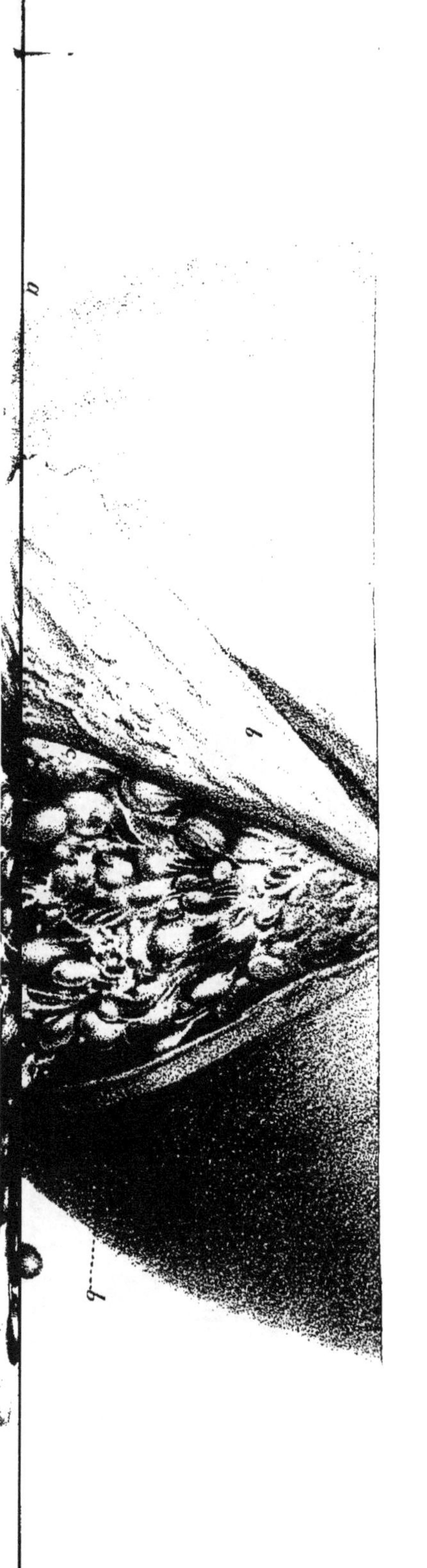

NOUVELLES RECHERCHES

SUR L'ORIGINE, LA NATURE ET LE TRAITEMENT

DE LA

MÔLE VÉSICULAIRE

OU

GROSSESSE HYDATIQUE.

---

§. 1er.

Origine de la Môle vésiculaire.

On désigne, sous les différens noms de môle vésiculaire, de faux-germes, d'acéphalocystes en grappes, une masse informe composée de petites vessies pleines d'eau, qui prend naissance et se développe dans l'utérus, d'où lui était venu originairement le nom de *môle hydatique* ou *masse aqueuse*.

On sait que la forme globuleuse se présente dans toutes les trames aréolaires, dans tous les tissus parenchymateux de l'économie animale à l'état sain, ainsi que dans la plupart des végétaux. Mais cette disposition globulo-vésiculeuse naturelle est singulièrement remarquable sur les ovaires de la femme nubile. Quinze ou vingt jours après avoir été fécondé, l'ovule humain n'est encore qu'une agglo-

I

mération de vésicules vivantes. C'est après avoir subi diverses métamorphoses successives, que l'ovule fécondé apparaît sous la forme qu'il doit conserver par la suite, à moins que quelques accidens ne viennent troubler ou intervertir l'ordre de son développement, et donner lieu à ces productions singulières qui vont nous occuper.

Avant que le célèbre professeur *Percy* eût publié son *Mémoire sur le Part hydatique*; avant qu'il eût donné l'assurance d'avoir vu *remuer, s'agiter* les vésicules qui composent cette espèce de môle (1), personne, que nous sachions, n'avait songé à les ranger parmi les vers *tœnia hydatigena*, dont M. *Laennec* a fait depuis un genre particulier, désigné sous le nom d'*Acéphalocystes*. Cet auteur les a caractérisés comme *des vers vésiculaires, sans fibres apparentes, sans suçoirs visibles, dépourvus de corps et de téte.* Ce genre fut encore sous-divisé en quatre ou cinq espèces : de ce nombre est l'espèce utérine, qui a reçu de M. *Hipp. Cloquet* le nom d'*Acephalocistis racemosa.* (2)

Les anciens avaient, sur la nature de la môle vésiculaire, une tout autre opinion. Nous ne ferons point mention de ceux qui regardaient ces corps comme des œufs clairs non fécondés (3) : opinion

----

(1) Voyez le Mémoire inséré dans le *Journal de Méd., Chir. et Pharm.*, de septembre 1811.

(2) *Faune des Médecins*, n° 1. Voir aussi à la fin de notre Mémoire la note n° I.

(3) *De Graaf. de Mulier. Organ.*, cap. XII.

qui donnait lieu à ces contes ridicules de femmes qui avaient engendré et rejeté des milliers d'œufs, et d'autres auxquelles on avait *arraché la grappe* lorsqu'une main secourable était venue les aider à se débarrasser de ces vésicules. Nous garderons également le silence sur ceux qui attribuaient l'origine de ces grappes à l'inflammation d'une membrane muqueuse qui n'existe point dans la cavité de l'utérus; à une phlegmasie du tissu cellulaire de la face interne de cet organe ou de ses glandes. Nous aurions également laissé dans l'oubli l'opinion du savant *Litre* (1) sur l'objet en question, si de nos jours M. *Percy* ne l'eût reproduite (2), lorsqu'il attribue l'origine de la môle vésiculaire à ces petits corps glandiformes si bien décrits par *Morgagni* (3), et que l'on rencontre dans le col de l'utérus, chez les filles comme chez les femmes : disposition anormale du col de ce viscère que nous avons signalée ailleurs, et qui était désignée auparavant sous le nom d'œufs de Naboth : toutes ces erreurs sont aujourd'hui trop bien reconnues, pour qu'il soit besoin de s'y arrêter.

Mais d'habiles observateurs, des anatomistes célèbres, *Ruysch* (4), *Albinus* (5), *Haller* (6), *Gra-*

---

(1) *Histoire de l'Académie des Sciences.*
(2) Voir le Journal déjà cité.
(3) *Adversi Annotatum* , §. 32.
(4) *Fascic. VI*, page 32 du Ier vol., édit. de 1732.
(5) *Anat. Acad.* , Lib. I, Tab. III, fig. 1re, page 69.
(6) *Opusc. pathol.* Obs. 48.

suis (1), *Wrisberg* (2), donnaient pour origine à la môle en grappe la dégénérescence du produit de la conception; ils considéraient ces bulles aqueuses comme le résultat de la maladie de l'œuf humain; d'autres l'attribuaient au renflement des vaisseaux lymphatiques (3); à la dilatation des vaisseaux sanguins (4). Plusieurs d'entre eux avaient remarqué cette disposition dans les villosités du placenta, et en avaient même donné la figure. (5)

Valisnieri, cité partout à propos de môle vésiculaire, qui a publié le Mémoire le plus savant, le plus instructif, même encore aujourd'hui, sur ces sortes de productions, *Valisnieri* dit avoir vu dans les expériences microscopiques qu'il a répétées d'après *Blancardi*, que les vaisseaux lymphatiques qui se trouvent dans le placenta, dans le chorion, dans l'amnios et dans le cordon ombilical, ont, par une disposition naturelle, un certain nombre de globules ou petites vessies qui se développent, se gonflent à l'intérieur de ces vaisseaux lymphatiques; que ces mêmes vaisseaux se sous-divisent en un grand nombre de ramuscules déliés qui se terminent chacun par une petite vésicule. (6)

----

(1) *De Natura et Origine hydatitum Disquisitio*, page 35.

(2) *Novum Comment. Gotting.*, tome IV, page 73.

(3) *Sommœring*.

(4) *Bartholin* et *Muller*.

(5) Voir à la fin la note n° II.

(6) *Storia del Parto vesicolare. Opere di Valisnieri*, deuxième volume in-4°, *Ediz. di Padova*, 1710. Ce Mémoire contient

La présence des lymphatiques dans les annexes du fœtus étant à cette époque, comme aujourd'hui, un objet de doute pour un certain nombre, l'auteur italien ajoute à ce que nous venons de rapporter plus haut, que cette disposition globulo-lymphatique avait été reconnue par d'habiles observateurs comme un appareil destiné à la nutrition du fœtus; que la nature et l'arrangement des élémens qui composent cet appareil ne sont bien appréciables que dans le cas de la maladie en question, ainsi qu'il arrive en beaucoup de cas d'affection du système lymphatique chez l'adulte.

Plus récemment les travaux du docteur *Velpeau* sur l'Embryogénie ont répandu un nouveau jour sur les faits observés par ses prédécesseurs, et sont venus fortifier l'opinion que nous avons conçue d'après des observations qui nous sont propres, sur la nature de la môle vésiculaire. Nous emprunterons à M. le professeur *Désormeaux*, ce qu'il dit à l'occasion des faits observés par le jeune auteur cité.

« Le docteur *Velpeau* a vu sur des œufs d'un « mois à six semaines, soit à l'œil nu soit armé « d'une loupe, que l'extrémité d'une infinité de « ramuscules présente un renflement subit, arrondi « ou ovale, qui offre l'apparence d'une vésicule; que

---

trente-sept observations sur les hydatides des diverses parties du corps, dont douze cas particuliers de vésicules de l'utérus. Nous y avons puisé quelques notes que l'on trouvera dans le cours de notre travail.

« ces renflemens existent aussi en grand nombre
« sur la continuité de ces ramuscules; de sorte que
« ces rameaux vasculaires présentent l'aspect d'une
« grappe de groseilles, ou, pour mieux dire, d'une
« grappe de ces vésicules dont l'ensemble compose
« la môle hydatique. L'examen de ces pièces, con-
« tinue le même professeur, fait naturellement naître
« l'idée que la môle hydatique n'est que le produit
« de cette disposition naturelle ou morbide portée
« au plus haut degré de développement. » (1)

On voit que ces observations toutes récentes
s'accordent parfaitement avec celles que l'on avait
faites il y a plus d'un siècle. D'autres faits bien
observés démontrent que les radicules du placenta
ne sont pas exclusivement le siége de ces corps vésiculaires ; qu'ils se développent aussi sur les *membranes de l'œuf.*

PREMIÈRE OBSERVATION.

Malpighi et *Valeriola* rapportent avoir vu non
seulement le placenta, mais l'*amnios* et le chorion
hérissés de vésicules semblables à des œufs de pois-
sons. *Membranaceum globum totum aquosis bullis
instar ovorum piscium, membrana quidem tenuis*
(pour l'amnios) *sed robustum tamen ac firma erat
tota in se conglobata et innumeris bullis referta at-
que protuberans.* (Valisnieri, *loco citato.*)

---

(1) *Nouv. Dictionn. de Médecine,* tome XV, art. *Œuf,*
signé Désormeaux.

DEUXIÈME OBSERVATION.

Dans le cas qu'il rapporte, *Wrisberg* a remarqué que l'œuf humain de quatre mois qui avait été expulsé dans toute son intégrité, présentait d'innombrables vésicules; mais la plus grande partie occupait l'œuf, c'est-à-dire la partie membraneuse, et l'autre le placenta. (1)

TROISIÈME OBSERVATION.

A la suite de son Mémoire sur la môle vésiculaire, le docteur *Leray*, de Nantes (2), fait des remarques qui rappellent les observations et les expériences de *Valisnieri*. M. *Leray* dit avoir vu tout autour de l'œuf, à une époque peu avancée de la grossesse, une enveloppe d'un tissu composé de filamens qui, *partant du chorion*, se prolongent plus ou moins loin en se sous-divisant à la manière des végétaux, avec cette différence que les dernières ramifications ne deviennent pas capillaires, mais restent *obtuses et tronquées*.

QUATRIÈME OBSERVATION.

Une jeune dame qui avait eu de petites pertes de sang très fréquentes dans le cours de sa première grossesse, qui cependant se termina heureusement

---

(1) *Novum Comment. Gotting*, tome IV, page 73.
(2) *Nouveau Journal de Méd.*, mai 1822.

et à terme, rendit un placenta dont la face utérine était parsemée de concrétions pierreuses. Sur deux points peu distans du limbe de cette masse, nous remarquâmes un peloton de vésicules blanches, transparentes, à pédicules courts : elles s'étaient développées à la face utérine du chorion.

CINQUIÈME OBSERVATION.

Deux ans plus tard, la même dame eut un avortement sans cause connue, après une suppression d'environ deux époques, qui fut accompagnée d'une perte assez considérable. La coque de l'œuf, qui s'était ouverte, laissa voir à l'intérieur une douzaine de vésicules groupées autour d'un filet qui nous parut être un débris du cordon ombilical. Il n'y avait point d'embryon.

SIXIÈME OBSERVATION.

Nous avons recueilli, quelque temps après, un œuf humain de deux mois et demi à trois mois, provenant d'une jeune dame de dix-neuf ans. C'est depuis vingt mois le quatrième avortement qu'elle fait à pareille époque. Cette production, que nous conservons dans l'alcohol, est du volume d'un œuf de cygne. Cet œuf est recouvert en partie d'un lambeau de la decidua; il est entouré de toutes parts du chorion, qui présente une ligne d'épaisseur. La surface extérieure de cette dernière membrane lisse n'offre aucune trace du placenta, aucune apparence de vaisseaux. Les villosités vasculaires de l'amnios n'avaient point encore pénétré le tissu du chorion : on séparait facilement cette dernière membrane de celle qu'elle renferme. Cette coque humaine est encore remplie d'un fluide rosé dans lequel flotte un embryon d'environ douze à quinze lignes de longueur, autant qu'on en peut juger à travers la membrane qui l'enveloppe.

C'est à la surface extérieure de l'amnios que se présentent les villosités sous forme de petites houppes, de filamens courts et touffus mais très déliés, semblables, pour la disposition, la légèreté, la blancheur, au duvet de cygne : c'est à l'extrémité et sur le trajet de ces filamens, que se font remarquer ces petits corps blancs glandiformes qui présentaient, en infiniment petit, la *figure de la môle vésiculaire.*

Le chorion, par sa face amniotique, est couvert d'un semis de vésicules très rapprochées les unes des autres ; elles sont du volume de très petites têtes d'épingles ou de semences de pavots.

Les membranes de l'œuf peuvent donc être le siége de la maladie en question, comme elles le sont de plusieurs autres affections encore, telles que l'hydropisie de l'amnios, les adhérences que ces membranes contractent parfois avec l'utérus ou avec quelques points de la surface de l'embryon.

§. II.

De la nature de la Môle vésiculaire.

Ce qui nous porterait à croire que cette disposition vésiculeuse des villosités de l'amnios est plutôt l'effet d'une maladie de la membrane qu'une disposition naturelle, c'est qu'on ne la rencontre pas toujours. Nous avons examiné un certain nombre d'œufs de divers termes, et nous ne l'avons observée bien distinctement qu'une fois ou deux. Pour en mieux juger, il faudrait avoir l'occasion d'examiner la texture de l'œuf encore enfermé dans l'utérus; mais comme tous les œufs qui firent l'objet de l'attention des observateurs, n'étaient que le produit d'un avortement, le plus souvent occasionné sans cause extérieure connue, il est fort à présumer que la maladie de l'œuf détermine la plupart de ces accidens.

Considérant l'amnios comme une membrane séreuse, analogue, pour ses fonctions, aux membranes séreuses qui tapissent l'intérieur des cavités céphaliques, thoraciques et abdominales, cette membrane fœtale peut, en quelques circonstances, revêtir la même forme de maladie, le même caractère extérieur que présentent les membranes avec lesquelles nous lui trouvons de l'analogie. Aussi les *hydatides en grappes* ne sont-elles pas, comme on le croit, en en faisant une espèce à part, exclusivement affectées à l'utérus, c'est-à-dire aux membranes fœtales. On les voit se développer également sur les membranes séreuses qui recouvrent les viscères contenus dans le crâne, dans la poitrine et dans l'abdomen. C'est ce que nous allons essayer de prouver par les faits suivans.

Sur les hydatides en grappes des membranes séreuses.

PREMIÈRE OBSERVATION.

Klein vit à la place du cerveau une collection d'hydatides divisées en grappes, adhérentes entre elles à la dure-mère; les plus petites égalaient à peine la grosseur d'une tête d'épingle, et les plus grosses celle d'une aveline. (1)

DEUXIÈME OBSERVATION.

Wepfer a observé sur un enfant né sans cerveau, des *vésicules en grappes. Tota enim moles vesicularum quarum nonnullæ tenuissimis fibrillis coherebant.* (2)

TROISIÈME OBSERVATION.

Bremser cite *Brera* pour avoir donné trois exemples d'hydatides en grappes trouvées ailleurs que dans l'utérus. (3)

---

(1) *Nouveau Dictionnaire de Méd.*, tome XI, page 248, art. signé BRECHET.

(2) *Valisnieri* déjà cité.

(3) Édition de *Blainville*, page 319.

QUATRIÈME OBSERVATION.

Demailly, de l'ancienne faculté de Reims, a vu des hydatides en grappes ayant la forme des œufs de gallinacées suspendues au foie d'une dame. (1)

CINQUIÈME OBSERVATION.

Guibert, chirurgien de Caen, trouva dans un ovaire plus de mille hydatides de différentes grosseurs entassées les unes sur les autres comme *des grappes de raisin*. (2)

Les végétations globulo-rameuses ne sont, selon *John Baron*, que des hydatides en grappes que l'on rencontre souvent à la surface des viscères, et particulièrement de ceux de l'abdomen. (3)

Nous avons déjà dit ailleurs avoir remarqué de ces vésicules en grappes aux bords libres des poumons (4), du foie et souvent aussi de petites franges granulées suspendues aux ovaires, aux appendices du pavillon des trompes utérines.

----

(1) *Collection académique*, ann. 1698, pages 32 et 33.

(2) Ancien Journal de *Vandermonde*, janvier 1757.

(3) Voyez notre traduct. de l'anglais sur les maladies tuberculeuses, etc., 1825.

(4) M. *Billard*, élève distingué de la Maison royale de Santé, nous dit avoir également rencontré de ces vésicules en grappes au bord des poumons d'un adulte : que chez une dame qui avait rendu des hydatides, on découvrit dans une tumeur du foie des vésicules en grappes.

On observe également cette disposition vésiculeuse chez les animaux.

SIXIÈME OBSERVATION.

Valent. Willius dit positivement avoir rencontré
dans un lièvre des hydatides en grappes ; elles
tenaient à la membrane du foie par une manière de
pédicule. Plus de *dix de ces grappes* étaient adhérentes au foie, les unes par de petits cordons, les
autres par des vésicules : le mésentère était également chargé de ces grappes hydatiques qui étaient
encore plus adhérentes à l'intestin colon. Les grains
étaient transparens et brillans comme du cristal ;
ils étaient de différens volumes. Ces hydatides, se
demande l'auteur, ne sont-elles pas des vaisseaux
lymphatiques obstrués, ou sont-elles le résultat de
l'obstruction des vaisseaux lymphatiques ? (1)

Nous pourrions ajouter beaucoup d'autres exemples à ceux que nous venons de rapporter ; mais ils
suffisent sans doute pour prouver :

1°. Que l'utérus n'est pas l'unique lieu où se développent les vésicules en grappes ;

2°. Que ces vésicules sont le résultat d'une affection de la membrane séreuse sur laquelle on les
rencontre ;

3°. Qu'en admettant que les vaisseaux lymphatiques sont susceptibles d'une dilatation, d'un renfle-

____

(1) *Actes de Copenhague*, observation 76, ann. 1674 et
1675. — Collect. acad., tom. VII.

ment assez considérable pour s'isoler tout-à-fait du tissu qui les contient, *ces vaisseaux, auparavant inaperçus, se présenteront sous la forme rameuse partout où ils pourront se développer en liberté;*

4°. Enfin que la maladie des membranes fœtales se présentant sous la forme *rameuse,* n'offre de différence avec les vésicules en grappes des autres cavités, qu'un volume plus considérable, une coloration rosée plus vive, à cause du nombre, du calibre et de la nature des vaisseaux de l'organe qui les renferme et de l'extension dont ce même organe est susceptible. (1)

Nous n'ignorons pas que ceux qui considèrent cette production comme un amas de vésicules animales, nient la communication des vésicules entre elles; mais d'autres aussi, qui ont injecté ou insufflé ces globules membraneux, y ont reconnu une disposition vasculeuse. (2)

Si l'on compare le tissu des vésicules avec celui des membranes d'un embryon de trois à quatre mois, on le trouvera, dans l'un comme dans l'autre, composé d'une double membrane, l'une fine à l'in-

---

(1) La différence que présentent les vésicules est relative au lieu où elles se sont développées, et à l'époque où elles se sont manifestées. *Che apparir possono di condizione diversa, conforme a diversi luoghi, o a diversi tempi, ne' quali si sono generate o manifestate. Proposiz.* 13, page 124, 2ᵉ vol VALIS-NIERI, *Intorno le vesiche del corpo de' viventi.*

2) Voir à la fin la note n° III, et la gravure.

térieur ; l'autre, extérieure, plus épaisse, et d'un tissu plus serré.

Une masse d'hydatides plongée dans l'alcohol en même temps qu'un œuf humain de quatre mois et demi, a présenté les mêmes phénomènes ; les coques hydatiques se sont épaissies, ridées ; elles ont diminué de volume. Le liquide qu'elles contenaient, dans les unes, s'est conservé fluide ; dans les plus grosses, dont le fluide était filant, visqueux, il s'est coagulé. Il en a été de même à l'égard de la coque de l'œuf ; les membranes se sont épaissies, ridées. Le fluide qu'elle contient a diminué de volume ; il a acquis plus de consistance, autant qu'on en peut juger à travers les membranes qui sont restées intactes.

§. III.

Sur la membrane de la Môle vésiculaire.

Une nouvelle preuve, selon nous, que la môle vésiculaire est le produit d'un commerce sexuel et le résultat d'une dégénérescence ou d'un développement *anormal* des annexes de l'embryon, c'est que cette espèce de môle est constamment enveloppée d'une membrane dont le tissu rouge, mou, spongieux, est tout-à-fait analogue à celui de l'épichorion ou decidua. (1)

Quelquefois la masse globuleuse a été expulsée dans toute son intégrité ; elle était revêtue de toutes

----

(1) Voir à la fin la note n° IV.

parts de cette membrane spongieuse qui formait un sac sans ouverture, dans lequel étaient renfermées les hydatides.

La môle vésiculaire se comporte, à l'égard de la membrane qui la contient, comme les membranes fœtales à l'égard de la decidua. Cette dernière membrane est, dans l'un et l'autre cas, le moyen de connexion, de communication entre les corps qu'elle renferme, et la matrice à laquelle elle est adhérente.

Si la decidua ne sort pas toujours en même temps ou immédiatement après la masse vésiculaire, c'est que, comme dans la grossesse fœtale, elle reste adhérente en partie à la face interne de l'utérus; mais bientôt elle est décollée et expulsée par les contractions utérines, ou bien elle se putréfie, s'exfolie et se trouve entraînée avec les fluides qui s'écoulent à la suite de cette espèce de part, comme on l'observe dans les suites de couches naturelles.

Il existe bien certainement une membrane entre la face interne de l'utérus et la masse hydatoïde. M. le naturaliste *Blainville*, qui doutait de cette disposition, dit (appendice de *Bremser*) : *Quant aux hydatides en grappe de l'utérus, s'il n'y avait point de continuité de substance avec les parois de cet organe, s'il y avait seulement adhérence, on pourrait croire que ce serait le germe ou le fœtus lui-même qui se serait développé en hydatides simples.*

L'existence d'une membrane intermédiaire ne saurait être maintenant l'objet d'un doute. Si l'on pouvait conserver encore quelque incertitude sur la nature de la maladie qui nous occupe, on n'aurait qu'à se rappeler combien nous avons de cas d'hydatides en grappes compliquées de grossesses fœtales ou accompagnées de débris de fœtus. On en trouve des figures fort bien faites dans les recueils scientifiques où il est question d'hydatides utérines. (Voir à la fin la note n° V.)

§. I V.

Causes de la différence extérieure que présentent les môles.

Il semblerait donc que les différens caractères physiques que présentent les môles, dépendent de la partie élémentaire de l'œuf primitivement affectée. Ainsi, la *môle rouge, charnue, vasculeuse*, serait le résultat de la dégénérescence ou du développement anormal du système sanguin de l'embryon, ou de celui des annexes qui aurait été frappé de maladie.

2°. La *môle blanche, hydatoïde* ou *vésiculaire*, serait occasionnée par une lésion de la coque membraneuse de l'œuf avant le développement du système sanguifère; car il faut bien remarquer que rarement on voit la môle hydatique accompagnée de vaisseaux sanguins : ce qui faisait croire à *Valisnieri* que la nutrition des vésicules s'opérait par *irroration ou irrigation*, ou bien encore par l'absorption de l'humidité, comme les œufs de serpent.

2

3°. La *môle complexe*, charnue et vésiculaire serait le produit de la maladie simultanée des deux
systèmes vasculaires de l'œuf, et le résultat de leur
développement désordonné.

4°. Enfin la *môle embryonnée*, composée d'un
embryon et d'une môle, serait le résultat de la des-
truction d'un ou de plusieurs germes dont l'un
serait entièrement dégénéré, et l'autre d'une manière incomplète.

Quant aux *fausses môles*, simples produits d'une
concrétion du fluide menstruel, affectant un tissu
tantôt membraniforme, tantôt fibro-membraneux,
on sait, quel que soit le volume de ces corps in-
organiques, qu'ils prennent naissance et se développent dans l'utérus à la suite d'une irritation de
cet organe, avec comme en l'absence du commerce
conjugal. Aussi, sont-ce les seules productions que
l'on rencontre chez les filles et chez les femmes
vivant dans l'état de chasteté, et dont il est fait
mention chez différens auteurs. Ce sont ces fausses
môles qui ont séjourné pendant plusieurs années
dans l'utérus, et qui se présentent à son orifice sous
forme polypeuse, et quelquefois d'un volume considérable. Tantôt le tissu de ces tumeurs est lardacé,
d'autres fois celluleux; d'autres fois encore la tumeur est creuse, ses parois ont plusieurs lignes d'é-
paisseur, et renferment une humeur sanguinolente
ou puriforme; mais ces sortes de tumeurs que nous
avons observées ne sont *point pédiculées* : elles

ne sont adhérentes à la face interne de l'utérus qu'au moyen d'un réseau lamineux très mince. On sait aussi que la plupart des anciens écrivains rangeaient les *polypes*, les *tumeurs fibreuses*, les *cancers*, les *squirrhes de l'utérus*, au nombre des *fausses môles*.

§. V.

Examen des faits rapportés par M. Percy.

Les faits que nous venons d'exposer ne s'accordent nullement avec l'observation de M *Percy*, qui disait avoir vu *remuer*, *s'agiter*, et même *s'élancer* les vésicules utérines. Dans plus de cent cinquante exemples qui se sont offerts à nos recherches, nous n'avons vu nulle part qu'il fût mention de la vitalité de ces corps. Parmi les naturalistes qui occupent les sommités de la science, les uns doutent de la propriété contractile de ces globules, et le plus grand nombre lui refusent entièrement cette propriété.

Mais en accordant que la contraction de ces vésicules utérines ait été bien constatée, ne pourraient-elles pas, ces vésicules, participer en un certain degré de la contractilité du tissu auquel elles étaient adhérentes, et d'où elles tiraient leur subsistance?

Quoi qu'il en soit, le seul cas de môle vésiculaire chez une *fille* de vingt-six ans, *ce cas unique*, observé par le professeur *Percy*, nous paraît exposé avec une confiance qui peut faire honneur à la générosité du chirurgien célèbre qui l'a publié; mais examiné de près, il ne porte point dans l'esprit la conviction que voulait y faire pénétrer celui qui nous l'a fait connaître.

En effet, il nous paraîtra toujours très difficile de déterminer d'une manière absolue l'état de virginité d'une fille, cloîtrée ou non, chez laquelle s'est développé l'utérus comme dans une grossesse *fœtale de neuf mois*. Ne sait-on pas, quelle que soit d'ailleurs la cause du développement de la matrice, que les sécrétions deviennent beaucoup plus abondantes dans toutes les parties qui dépendent de cet organe? C'est surtout dans la grossesse vésiculaire, où la nature avait fait tous les frais pour le développement d'un fœtus, grossesse ordinairement accompagnée de petites pertes sanguines ou séreuses (comme l'a fait remarquer lui-même M. *Percy*), que la vulve, le vagin, constamment abreuvés de ces fluides, se présentent à l'exploration dans un état de relâchement considérable. Une telle disposition des parties déposerait bien plutôt contre la chasteté du sujet qu'en sa faveur, quelles qu'aient été les circonstances *antécédentes*. Il est vrai que de semblables cas imposent aux gens de l'art l'obligation de ne prononcer qu'avec beaucoup de réserve lorsqu'il s'agit de sauver l'honneur et d'assurer le repos des familles; mais lorsqu'on a payé sa dette à l'humanité, on n'est point quitte envers la science, envers le public médecin, à qui l'on doit l'exacte vérité dans la communication des faits qui peuvent l'intéresser.

La question sur la nature des vésicules utérines nous paraît à peu près résolue par les observations et les travaux des savans que nous venons de citer, et auxquels nous sommes venue ajouter quelques faits nouvellement recueillis et quelques réflexions nées du sujet. Au moins nous paraît-il évident que ces vésicules ne sont point des êtres animés; que les plus célèbres naturalistes, les gens de l'art qui ont eu l'occasion de suivre avec attention le travail du part hydatique et d'en examiner le produit, tous s'accordent à lui refuser les caractères d'animalité.

Un de nos écrivains les plus consciencieux, qui généralement ne s'appuie que sur des faits positifs, le professeur *Désormeaux*, a prouvé, dans son beau travail sur l'œuf humain, *que les acéphalocystes n'étaient pour rien dans la formation de la môle vésiculaire*. En terminant son excellent article, ce savant professeur exprime le regret de ne pouvoir expliquer pourquoi certaines femmes n'ont pu produire que des môles.

§. VI.

Pourquoi certaines femmes mariées n'ont-elles pu produire que des môles?

Nous ne nous flattons certainement pas de résoudre cette question; mais peut-être pourrions-nous mettre sur la voie, en rappelant ici ce que nous avons dit sur les causes de la maladie de l'œuf humain, dans le Mémoire placé à la suite de notre traduction de l'anglais sur les maladies hydatideuses, tuberculeuses, etc.

Nous disions avoir remarqué, chez de jeunes filles intactes, chez plusieurs femmes mortes enceintes, chez d'autres récemment accouchées, les *ovaires remplis de vésicules hydatideuses*. Chez ces dernières, nous avons vu un des ovaires du volume du poing; chez l'autre, de la grosseur d'une tête d'enfant; chez une autre, ces deux ovaires étaient squirrheux, quoiqu'elle fût enceinte de sept mois. Nous disions, plus loin, que si l'ovule malade était encore susceptible d'être fécondé, il pouvait se développer simultanément avec la maladie dont il était frappé, avec cette différence que si c'est *dans les annexes de l'embryon que réside la maladie, c'est-à-dire dans les membranes de l'œuf, le plus souvent l'avortement aura lieu;* que si, au contraire, la circulation, les sécrétions s'exercent librement des annexes à l'embryon, si c'est chez l'embryon lui-même qu'existe la maladie, il pourra compléter sa vie utérine, apportant avec lui, en naissant, des tubercules, des hydatides, quelques vices de conformation, etc.

Une disposition morbide de l'ovaire peut durer inaperçue pendant tout le temps que la femme est apte à concevoir, et le coït fécondant n'avoir pour résultat que le développement d'un corps informe ou analogue au produit qui fait le sujet de ce Mémoire.

Indépendamment de toutes les autres causes propres à déterminer l'avortement, l'ovule fécondé, quoique jouissant de toutes les propriétés favorables au développement de sa vie utérine, ne peut-il pas rencontrer, en arrivant dans le lieu de son incubation, une disposition fâcheuse de la part de la matrice? Que cette disposition soit occasionnée ou par la nature ou par la quantité des fluides qui abondent dans cet organe, *l'avortement intérieur* ne peut-il pas s'opérer avant que l'on ait eu le temps de s'apercevoir que la grossesse existait? Peut-être que la situation de la portion placentaire de l'œuf sur l'orifice inférieur de l'utérus, n'est pas toujours étrangère à ce double accident, comme l'indiquerait la fréquente présentation du noyau central de la masse hydatique sur cet orifice. (1)

Tel est ce que nous avions à dire sur la question proposée par M. le professeur Désormeaux. Au sur-

----

(1) Voir à la fin la note n° VI.

plus, dans le grand nombre d'observations qui nous sont connues, nous n'avons point vu de jeunes femmes accouchant de môle *en grappes*, qui n'eussent été mères ou qui ne le fussent devenues après l'expulsion de cette masse. Le seul exemple que nous ayons rencontré est celui de *Bonus*, médecin de *Brescia* : il dit avoir vu une *jeune femme fraîche et bien portante*, qui est accouchée trois fois, à des époques rapprochées, de môles vésiculaires. La première fois, après une grossesse présumée de neuf mois, elle rendit trois cents vésicules de différentes grosseurs; environ trois mois après, elle rendit de nouveau une vingtaine de vésicules : et la troisième fois, peu de temps après la seconde, cette femme est accouchée d'autres vésicules. On aurait dit, ajoute l'auteur, que cette femme était la mère des vésicules : *Cosi che pare questa signora la madre delle vesiche.* Mais il n'est point du tout mention que cette femme, jeune alors et bien portante, n'ait pas mis d'enfans au monde par la suite. Nous ferons voir, dans l'observation que nous rapporterons bientôt, qu'après le part vésiculaire, la femme peut mettre au monde un enfant bien portant.

Selon nous, la femme qui accouche d'une masse hydatoïde, donne la plus forte preuve de son aptitude à la conception. L'existence de la môle vésiculaire a nécessairement été précédée de rapports sexuels productifs; mais un obstacle que l'on ne saurait déterminer a empêché de se développer régulièrement le fruit de la conception.

§. VII.

Causes du développement des vésicules utérines.

La môle vésiculaire n'est pas toujours le résultat de l'avortement ou de la mort de l'embryon. Cette transformation de l'œuf humain est encore assez rare pour que des praticiens très occupés n'en aient point rencontré d'exemples (1); mais on ne saurait reconnaître d'autre origine que celle de la maladie des membranes de l'œuf et des villosités dont se couvre une partie de leur surface. La faiblesse constitutionnelle, l'atonie de l'utérus, l'inobservation des règles hygiéniques, sont peut-être tout aussi propres à faciliter le développement de cette affection chez la femme mariée, qu'à favoriser la génération des *vers hydatigènes, des acéphalocystes,* dans les autres viscères où l'on a reconnu l'existence de ces entozoaires.

Nous ferons remarquer ici, une fois pour toutes, que nous ne prétendons pas nier la possibilité du développement d'*hydatides solitaires* dans l'utérus: cet organe pouvant être aussi-bien le siége de ces vers que toutes autres parties du corps dans lesquelles des observateurs disent les avoir rencontrés.

---

(1) M. le baron *Dubois* n'en a jamais rencontré d'exemples : il ne s'en est présenté qu'un seul cas à ma connaissance, sur 20,375 femmes enceintes accouchées à l'hospice de la Maternité.

§. VIII.

Signes de la grossesse hydatique.

Considérée comme le résultat d'une dégénérescence du produit de la conception, la présence de la môle vésiculaire dans l'utérus doit donner lieu à tous les symptômes d'une grossesse fœtale, excepté le mouvement actif dans la cavité utérine (1). En admettant avec nous que les hydatides en grappes ne se rencontrent que chez les femmes encore aptes par leur âge à la reproduction (2), les menstrues se suppriment pendant quelques mois, ou elles sont plus rapprochées dans leurs époques (3); le ventre se développe; l'estomac est le siége d'une irritation vive ou d'un état spasmodique fatigant. Cet état sympathique de l'irritation de l'utérus s'accompagne de nausées, de vomissemens, d'anxiété. La femme se plaint de douleurs dans le haut des cuisses, dans les jambes : quelquefois ses membres se prennent d'enflure. D'autres fois un ptialisme abondant épuise la malade (4). Mais le plus souvent l'altération de

---

(1) Dans le cas de grossesse complexe, le fœtus étant vivant, il serait tout-à-fait impossible de distinguer s'il existe ou non une môle; mais ce cas est si rare, que l'exception que nous faisons n'en conserve pas moins sa valeur.

(2) Voir à la fin la note n° VI.

(3) Voir la note n° VIII.

(4) Voir les Observations de *Litre*, de *Percy*, et celle de

sa santé se fait remarquer par l'amaigrissement de la face, par l'impatience, par une susceptibilité nerveuse inaccoutumée. Tantôt ce sont de petites pertes sanguines ou séreuses qui reviennent à des époques indéterminées : chez les unes, le ventre se développe avec rapidité, chez les autres, très lentement, mais toujours de bas en haut, comme il arrive lorsque c'est l'utérus qui augmente de volume. M. le professeur *Chaussier*, ainsi que *Primerose*, avaient appliqué cette remarque à la grossesse fœtale utérine; mais nous ajoutons, d'après des observations qui nous sont propres, que, quels que soient les corps contenus dans la cavité de l'utérus, le développement se fait de bas en haut; que cette remarque s'applique également à toutes les intumescences des organes contenus dans le bassin. Le développement de la vessie, des ovaires, des trompes, est ascensionnaire, parce que ces organes n'ont pas, du côté du bassin, l'espace convenable pour se développer en liberté comme du côté de la vaste cavité abdominale.

En général, chez la plupart des femmes les mamelles se gonflent, l'aréole devient plus foncée; le mamelon suinte, sous la pression, une humeur lactiforme. Mais nous ferons voir tout à l'heure, que les signes que l'on considère comme constans dans

---

Milot. Ce dernier auteur dit que sa malade rendit *deux pintes* de salive par jour.

cette espèce de grossesse, sont, au contraire, très variables : c'est-à-dire que le col de l'utérus ne conserve pas toujours, comme on le prétend, sa situation naturelle (1); que son orifice n'est pas toujours béant; qu'il ne se fait que très rarement, et non très souvent comme on le dit, un écoulement séreux de la vulve; que ce signe, que l'on considère comme appartenant exclusivement à cette espèce de grossesse, est non seulement commun à certains cas de grossesse fœtale, mais encore à une maladie du col de l'utérus, qui fera l'objet d'un prochain Mémoire : on verra, par les faits qu'il contient, que *même la présence de vésicules à l'orifice de la matrice* n'est point une preuve irréfragable de l'existence de ces corps dans la cavité de ce viscère. Quant à l'expulsion de ces vésicules, il ne s'en échappe guère qu'au moment même où la masse va être chassée en totalité.

Il faut convenir que le diagnostic de cette espèce de grossesse est difficile à établir. Si l'on était appelé de bonne heure à constater l'état de l'utérus, si l'on pouvait suivre la marche de son développement, peut-être en obtiendrait-on quelque avantage; le plus certain, c'est qu'il n'existe dans l'utérus *ni fœtus ni fluide* : c'est que ce viscère n'est occupé que par une masse qui en remplit toute la capacité; que cette masse est compacte, plus ou moins com-

---

(1) Voir la note n° IX.

pressible, mais que l'on ne saurait en déterminer d'une manière précise ni la forme ni la nature. Ce n'est que d'après les symptômes *négatifs* d'une grossesse fœtale utérine, que nous portâmes notre diagnostic dans les deux cas qui vont suivre sur l'existence d'une môle. Mais malheureusement les gens de l'art ne sont appelés en pareil cas que lorsque le travail s'annonce, et le plus souvent les vésicules sont expulsées avant l'arrivée de l'accoucheur ou de la sage-femme.

Le hasard nous a très favorablement servie dans les deux cas suivans que nous allons rapporter par extraits. Nous les placerons en regard, pour mieux faire ressortir la similitude ou la différence qu'ont offerte en certains points ces deux cas de même nature.

§. IX.

Première observation de Mme Louise, *malade de la Maison Royale de Santé ; service de M. le professeur* Duméril.

Mme *Louise D****, âgée de vingt-trois ans, née et élevée à Paris ; constitution forte, tempérament lymphatique, ayant les yeux bruns, la sclérotique jaune ; n'a su dire à quelle maladie avait succombé sa mère. Menstruation régulière depuis l'âge de onze ans, mais très abondante et fort douloureuse à chaque époque ; sujette aux flueurs blanches et à la constipation ; enceinte six fois dans l'espace de quatre années.

Première grossesse, à dix-neuf ans ; accouchement naturel à terme.

Deuxième grossesse ; avortement à trois mois : môle charnue.

Troisième grossesse, à terme, mais orageuse : accouchement naturel.

Quatrième grossesse ; avortement entre le quatrième et le cinquième mois, qui fut suivi d'une métrorrhagie des plus violentes.

Cinquième grossesse ; avortement après deux mois de suppression.

Sixième grossesse ; mai 1823.

Écoulement de sang à des époques indéterminées ; nausées, tiraillemens douloureux dans la région de l'estomac, vomissemens : *applications de*

§. X.

Deuxième observation. Mme CLAIRE D., *cliente de M. le professeur* DUMÉRIL, *et de l'auteur de ce Mémoire.*

Mme *Claire*, âgée de vingt-huit ans, née à Bordeaux, élevée à Paris; tempérament sanguin; constitution délicate et nerveuse; ayant les cheveux et les yeux bruns, la sclérotique blanche. Sa mère a succombé à une affection cancéreuse de la matrice; menstruée à quinze ans, régulièrement, à des époques fixes et sans douleurs; n'eut jamais de flueurs blanches; sujette à la constipation; se plaignait avant le mariage d'une pesanteur fatigante sur le périnée.

N'est devenue enceinte que dans le courant de la deuxième année du mariage, après la restitution de l'utérus, qui était dans un état d'anteversion.

Elle eut quatre grossesses dans le cours de *six années*.

La première à terme; accouchement naturel après huit heures de travail; hémorrhagie occasionnée par une émotion violente et par un vice de conformation du placenta; suites de couches compliquées d'une fièvre adynamique.

Deuxième grossesse, qui fut très fatigante à cause du développement de l'utérus dans le bassin; accouchement à terme, *sans douleurs*.

Troisième grossesse, heureuse; accouchement naturel et *sans douleurs*.

Suite de l'observation de Mme Louise D***.

quinze sangsues sur la région épigastrique. Les douleurs de l'estomac se calment ; palpitations violentes du cœur ; douleurs dans les reins, dans les hanches ; développement rapide de l'abdomen ; enflure des jambes ; constipation opiniâtre.

A trois mois.

Perte de sang qui dure neuf jours ; à la suite explosion d'un flot de sérosité sanguinolente ; contractions, douleurs utérines, faiblesse extrême, vomissemens, frissons, fièvre.

A trois mois et demi.

L'abdomen est développé comme il l'est d'ordinaire *à sept mois* de grossesse fœtale.

La tumeur formée par le développement de l'utérus est large, molle, inclinée à gauche, sans fluctuation manifeste, et se laisse *facilement déprimer.*

Du côté du vagin, le col de l'utérus est *fort élevé,* son orifice externe *largement ouvert,* les bords minces et mous ; son orifice interne très resserré.

Rien n'indique la présence d'un corps solide, mobile dans la cavité de l'utérus.

Perte de sang ; la malade est très faible ; décoloration générale ; bouffissure de la face.

A quatre mois.

Perte spontanée d'environ huit onces de sang.

Suite de l'observation de Mme **Claire.**

Quatrième grossesse; premiers jours d'août 1825.

Les règles manquent à leur époque; symptômes semblables à ceux des grossesses précédentes; vomissemens, douleurs d'estomac, pesanteur de tête, somnolence après dîner, sécheresse extrême de la peau, froid glacial et constant des membres pectoraux et abdominaux; point d'écoulemens d'aucune espèce, jusqu'à la fin du troisième mois.

A trois mois.

Les vomissemens continuent, la matrice est développée comme au troisième mois de la grossesse naturelle; le col de cet organe est *long, très bas, dirigé en arrière, son orifice est fermé.*

Epistaxis tous les deux ou trois jours : la tête s'en trouve mieux; bain simple de propreté; perte de deux à trois cuillerées de sang de l'utérus en sortant du bain. Les vomissemens persistent; *huit sangsues sur la région épigastrique;* la saignée du bras était impraticable.

Cessation de la perte et des vomissemens dès le lendemain; les digestions se font mieux; promenades à l'air libre, tantôt en voiture, tantôt à pied : retour de la perte.

A quatre mois.

Le fond de l'utérus incliné à gauche, excède à peine le bord supérieur des pubis; il ne présente

Premiers symptômes du part hydatique à quatre mois.

Le 29 août, à deux heures du matin, douleurs plus vives dans les reins et dans les régions inférieures du ventre ; l'orifice externe est tout-à-fait effacé ; il ne présente plus ses deux larges lèvres ; l'orifice interne commence à s'entr'ouvrir ; il s'y présente un corps molasse, spongieux.

La perte continue depuis quatre jours ; elle est accompagnée de douleurs de reins.

Le col de l'utérus, auparavant inaccessible à cause de son extrême élévation, est abaissé ; contractions utérines sensibles ; le globe utérin se durcit ; son col est tout-à-fait effacé.

Suite de l'observation de Mme CLAIRE.

du côté du vagin qu'une *masse compacte*, doulou-reuse au toucher ; point de fluide, point de corps mobile.

Le col de l'utérus encore très long (15 à 18 lignes), mou est fortement *appuyé sur le périnée ;* il est replié sur lui-même en forme de coude, de manière à présenter en avant son orifice externe ou museau de tanche.

Dépérissement, anxiété, maigreur ; les petites pertes de sang continuent ; point de sérosité ; l'é-coulement de sang est toujours précédé de chaleurs de reins.

A quatre mois et demi.

De deux jours l'un, jusqu'au cinquième mois, bains entiers avec décoction de plantes émollientes ; tamponnement du vagin après une injection faite avec un mélange de miel et d'extrait de belladona (1) pour faciliter le développement du col de la matrice et la dilatation de son orifice ; point d'effet marqué.

A cinq mois.

Changement peu apparent dans les parties.

A cinq mois et demi.

Le fond de l'utérus s'avance un peu vers l'abdo-men en se dirigeant à gauche. Cet organe est toujours dur et douloureux au toucher.

---

(1) Un gros d'extr. de belladona, mêlé avec une once de miel.

A quatre mois, travail du part hydatique.

Le globe utérin se durcit ; le col est tout-à-fait effacé : il se présente à l'orifice une masse rugueuse analogue à la face utérine du placenta ; le sang coule avec plus de violence pendant la douleur qu'après. *Lavement avec un mélange d'eau salée et de vinaigre ;* douleurs plus vives ; contractions plus fréquentes ; expulsion d'une grande portion de la môle hydatique.

Les contractions ayant été suspendues pendant trois quarts d'heure, on renouvela le lavement *acéto-salin,* qui fut suivi de douleurs et de la sortie du reste des vésicules.

Suite de l'observation de Mme CLAIRE.

Malgré l'amaigrissement général, les seins sont gonflés et douloureux, notamment le droit.

Dans le cours du sixième mois.

Changemens peu remarquables dans l'état général de la malade, et dans la disposition de l'utérus; cependant les pertes de sang sont devenues plus rares; l'appétit est un peu moins mauvais; la malade a repris de l'exercice à l'intérieur et hors de chez elle.

A sept mois.

Développement plus sensible de l'utérus; cet organe affecte une forme oblongue; il est toujours dur, incompressible, très douloureux au toucher.

Au commencement du huitième mois.

L'utérus offre tout au plus le volume qu'il présente d'ordinaire au cinquième mois d'une grossesse fœtale; il a conservé sa forme oblongue; son col est beaucoup plus gros qu'auparavant; il n'est plus recourbé; il a pris sa rectitude naturelle en s'élevant davantage vers le détroit abdominal; son orifice est presque au centre du vagin; la perte a disparu depuis quelque temps.

Dans le huitième mois. Travail du part hydatique.

Contractions utérines; douleurs vives; retour de la perte de sang à huit heures du matin.

Le col de l'utérus est encore très long; mais son

*Suite de l'observation de Mme Louise D***.*

Nouvelle injection de même nature que les lavevens ; *mais cette fois-ci,* l'injection est portée dans l'utérus pour nettoyer sa cavité, et entraîner ce qui pouvait y rester de ces corps vésiculeux.

On en a plongé de suite dans l'eau chaude, dans le vinaigre, dans l'eau fortement saturée de sel de cuisine ; il ne s'est manifesté aucun mouvement de la part de ces vésicules.

Le travail a duré dix heures.

*Suite du part hydatique de Mme Louise D***.*

Le premier jour, faiblesse extrême, syncopes, contractions utérines très faibles ; collapsus complet du col de l'organe ; les orifices sont restés largement ouverts.

Le deuxième jour, frissons suivis de fièvre.

Du troisième au cinquième jour, la fièvre continue ; lochies puriformes ; douleurs, tuméfaction des mamelles, point d'excrétion par le mamelon.

Du sixième au onzième jour, lochies sanguinolentes, expulsion de petits caillots, mêlés de lambeaux membraneux.

L'utérus est resté à peu près stationnaire depuis l'expulsion des hydatides ; l'orifice est presque aussi ouvert qu'il l'était le lendemain du part.

Tous les jours injections dans l'utérus avec la décoction de racine de ratanhia ou l'infusion de petite sauge.

Du douzième au quinzième, perte abondante,

volume égale celui du col d'une grosse carafe de table. Son orifice vaginal est entr'ouvert; il s'y présente un corps molasse à surface granulée.

Les douleurs utérines sont très violentes et ne changent rien à l'état des parties. Il s'écoule un peu de sang vermeil à chaque contraction.

(*Injection acéto-saline dans le rectum*): Douleurs intolérables dans les reins et dans l'utérus; cet organe est le siége d'une douleur constante.

A huit heures du soir, expulsion d'une masse vésiculeuse du volume du poing, qui fut gardée près de la vulve; cinq minutes après, sortit le reste de la masse de la grosseur d'une tête de fœtus à terme. Ces deux portions de la môle n'ayant point été séparées, on put en apprécier le volume et la texture extérieure. Cette seconde portion fut soumise *de suite* à toutes les épreuves possibles pour s'assurer de l'état des vésicules. On n'y a pas remarqué *le plus petit mouvement, pas le moindre frémissement.*

La durée du travail a été de douze heures.

Suite du part hydatique de Mme CLAIRE.

Douleurs violentes dans l'utérus et dans les reins.

Lavemens émolliens. — Cataplasme de farine de graine de lin sur l'abdomen. Pour boisson, infusion de fleurs de tilleul et de feuilles d'oranger. — Potion anodine.

Le troisième et le quatrième jour, les douleurs se calment; chaleur brûlante dans les reins; lochies

*Suite de l'observation de Mme Louise D***.*

suivie de selles en diarrhée, occasionnée par une indigestion d'alimens solides pris en trop grande quantité.

L'utérus est toujours molasse. Injection dans la cavité avec la solution acéto-saline que l'on continue encore pendant quelque temps.

L'utérus diminue enfin de volume.

Les fonctions de l'estomac se sont rétablies à l'aide d'un régime mieux approprié à l'état de la malade.

Convalescence le trente-deuxième jour du part.

Cette jeune femme est devenue enceinte l'année suivante ; elle est accouchée à terme d'un garçon très vigoureux qu'elle a nourri de son sein pendant dix-huit mois.

Suite de l'observation de **Mme CLAIRE**.

séreuses d'un gris sale; *fièvre* non précédée de frissons; tuméfaction des mamelles; excrétion lactiforme du mamelon droit.

Le onzième jour du part, le col de l'utérus est encore très gros; son orifice présente le volume d'une petite pomme; il est encore aussi ouvert qu'il l'est d'ordinaire le deuxième ou troisième jour d'un accouchement naturel à terme.

Injection dans la cavité de l'utérus, avec infusion de camomille ; lavemens avec oximel simple.

Le quatorzième, les douleurs de reins se renouvellent et sont suivies de l'expulsion de petits caillots de sang.

Le dix-huitième jour, le col de l'utérus est peu diminué de volume : son orifice est béant, ses bords très épais.

Le vingt-quatrième jour, le museau de tanche ne présente plus qu'un léger boursouflement.

L'estomac est resté languissant, l'appétit presque nul. La malade alla passer plusieurs mois à la campagne, et s'y est assez bien rétablie.

§. XI.

Description de la môle.

La description de l'une pouvant être, à peu de chose près, applicable à l'autre, nous ne parlerons que de la môle de Mme *Claire*. Nous ferons remarquer les différences qui se sont présentées à notre examen.

Le produit de la grossesse hydatique de quatre mois chez Mme *Louise* pesait trois livres treize onces, et emplissait deux vases de nuit ordinaires. La masse hydatique était recouverte d'une membrane rouge et très épaisse. Cette masse présentait un *noyau central* d'un à deux pouces d'épaisseur; les vésicules, très nombreuses, transparentes, d'un blanc d'opale contenaient un fluide visqueux, filant entre les doigts. La masse vésiculeuse de Mme *Claire* pesait deux livres neuf onces. Cette masse était plus compacte ; *son noyau central* offrait plus d'épaisseur que chez Mme *Louise*, et la môle de celle-ci occupait moins d'espace ; un vase de nuit suffisait pour la contenir; il n'en était même pas rempli.

En général, la môle vésiculeuse de Mme *Claire* était plus rouge, quoique l'on n'y distinguât point de vaisseaux sanguins; les vésicules, en moins grand nombre, étaient plus volumineuses, plus colorées que celles de Mme *Louise;* le fluide qu'elles contenaient était visqueux, filant à une certaine hauteur comme du blanc d'œuf.

Chacune de ces productions était, comme nous l'avons déjà dit, enveloppée d'une membrane semblable à l'épichorion.

Chez Mme *Louise* et chez Mme *Claire,* le noyau

central de la masse s'est présenté sur l'orifice utéro-vaginal.

Dans l'un ni dans l'autre cas les vésicules ne se sont *agitées ni contractées*, quoiqu'on les eût plongées dans des liquides très excitans.

Sur un certain nombre des plus grosses hydatides, on remarquait un *semi-pulvériforme blanchâtre*; sur quelques autres une ou plusieurs hydatides plus petites, formant des espèces de *bourgeons* à la surface des grosses vésicules : caractères communs *aux Acéphalocistis granulosa ovoïdea*, et à celles que l'on désigne sous le nom d'*hytatides surculigera*, du genre *tænia visceralis* de Linnée.

Examinés avec le microscope, ces corps vésiculaires nous ont paru composés d'une double membrane dans l'épaisseur de laquelle on voit, très grossi, ce semi-pulvériforme que l'on aperçoit facilement à l'œil nu. On distingue, dans l'épaisseur des parois de ces *grosses vésicules*, plusieurs vaisseaux blancs qui passent d'une vésicule à l'autre, la pénètrent, s'y ramifient, et sortent pour pénétrer dans une autre vésicule après avoir suivi isolément un trajet plus ou moins long.

Nous avons placé entre deux verres un de ces pédicules de douze à quinze lignes de longueur, et, avec le secours du microscope, nous y avons distingué de ces vaisseaux blancs dont l'un venait s'ouvrir sous forme de bourgeons à la face externe de la membrane de ce pédicule pour y former.

selon nous, un nouveau rameau vésiculaire, et, selon les Helmintologistes, un nouvel individu. (1)

Ces réseaux filamenteux, cette disposition vasculeuse des coques vésiculaires, sont sans doute les moyens de communication entre elles et de leur nutrition.

Peut-être serait-ce le cas de rappeler ici l'opinion de John Baron sur les hydatides en général. L'auteur anglais semblerait ne les considérer que comme une dégénérescence des vaisseaux lymphatiques. Cette affection, selon lui, ne diffère dans son caractère extérieure qu'à cause du milieu dans lequel s'opère le développement de la maladie. (Voir à la fin la note nº I.)

§. XII.

Réflexions sur les deux cas précédens.

On a dû voir, par les deux faits que nous venons de rapporter, que le signe le moins incertain de l'existence de la môle, est *l'immobilité des corps contenus dans la matrice, déjà développée à un certain degré, chez une femme encore en âge d'être mère.*

---

(1) Il y a environ huit mois que ces vésicules sont plongées dans un mélange de deux parties d'alcohol et d'une partie d'eau, et l'on y distingue encore la plupart des caractères que nous venons de retracer ici, et que nous avons fait représenter par un dessin que nous avons placé à la fin de ce Mémoire.

Lorsqu'après la suppression ou le dérangement des règles l'utérus se développe avec rapidité, que par l'exploration la plus exacte, la percussion la mieux exercée, on n'a reconnu ni la présence d'un corps solide, mobile, tel qu'est l'embryon, ni celle d'un fluide, comme celui de l'amnios, mais seulement l'existence d'une masse inerte, cet état de l'utérus donne les plus fortes présomptions en faveur d'une môle.

Mais la môle vésiculaire ne peut être distinguée de la môle charnue que lorsque l'utérus a acquis un volume assez considérable pour pouvoir être exploré en différens sens. Si l'utérus est de beaucoup plus développé que l'époque de la grossesse ne le comporte; s'il est léger, mou, compressible; si l'on ne reconnaît à la percussion ni fœtus ni fluide quelconque, *la môle est vésiculaire.*

Mais quand la femme est nerveuse, que l'utérus, douloureux au toucher, est fortement contracté sur la masse qu'il renferme; s'il est, pour ainsi dire, dans un état de spasme continuel, comme chez Mme *Claire,* la môle se trouvant fortement comprimée de toutes parts entre les parois de l'utérus, on croirait alors avoir affaire à une môle charnue plutôt qu'à une môle vésiculaire.

Comme l'a dit M. *Percy,* et après lui *Mougeot,* le seul signe irrécusable de l'existence de cette espèce de môle est l'expulsion de quelques vésicules; mais il est très rare que cette circonstance ne soit pas immédiatement suivie de l'éjection de la masse totale.

On sent bien qu'une grossesse molaire compliquée de grossesse fœtale est inappréciable. Dans ce cas, comme en beaucoup d'autres, on n'est bien instruit qu'après l'événement.

L'expulsion des hydatides s'opère ordinairement du troisième au septième mois; quelquefois à huit et à neuf mois; très rarement à dix, onze et quatorze mois, ainsi que *Baudelocque* en a vu des exemples. Les femmes se sont-elles trompées sur l'époque de leur grossesse? ont-elles conçu après plusieurs mois de suppression comme nous en avons rapporté des exemples dans notre *Mémorial de l'art des accouchemens?* Baudelocque n'entre dans aucun détail sur les cas qu'il a rencontrés.

§. XIII.

Prognostic de la môle vésiculaire.

Cette maladie de l'œuf entraîne nécessairement avec elle la perte de l'embryon. Considérée par rapport à la mère, cette espèce de grossesse est, sinon toujours funeste, souvent très fâcheuse : c'est ce dont on peut se convaincre en lisant les observations de *Smellie, Crawfort, Levret, Saviard, Leray, Souville;* les femmes dont ils parlent avaient eu de violentes hémorrhagies, et, par suite, furent exposées aux plus grands dangers (1). On rencontre un assez grand nombre d'exemples de femmes

______

(1) **Voir la note n° XI.**

mortes avant de s'être débarrassées des hydatides :
ceux rapportés par *Home*, *Lossius*, *Unerwolf*,
Lanzoni, sont là pour constater cette funeste issue
de la maladie (1). Dans le cas de *Moth*, commu-
niqué à *Thomas Bartholin*, les hydatides étaient
en si grand nombre et présentaient un tel volume,
que l'utérus, extrêmement aminci, s'est rompu,
et que la femme mourut dans des douleurs atroces.

La femme citée par *Pechlin*, laquelle présentait
une grossesse fœtale compliquée de môle vésiculaire,
eut le même sort. Enfin *Delamothe*, *Picard*, de
Louviers, ont vu leurs malades expirer, l'une dix
heures après avoir été délivrée de sa môle, et l'autre,
le quinzième jour, des suites d'une hémorrhagie fou-
droyante qui avait précédé et accompagné l'expulsion de la môle hydatique. Chez les femmes déjà
parvenues à un certain âge, cette maladie a en-
traîné après elle des accidens graves, tels que
l'hydropisie de poitrine, etc. Chez Mme *Claire*, sujet
de notre seconde observation, il est resté une douleur qui est à peine entièrement dissipée aujour-
d'hui (1er mai 1827).

Il est fort à regretter que ceux qui ont eu l'occasion d'examiner l'utérus encore chargé de la môle
hydatique après la mort, ne nous aient pas laissé
une description exacte de l'état de cet organe, de
l'épaisseur de ses parois, du développement de ses
vaisseaux, de la grandeur de leurs orifices à la
face interne de ce viscère, de leurs dispositions, de
leur nombre, comparativement à leur manière d'être

dans l'état de grossesse fœtale au terme correspondant à celui de la grossesse molaire; qu'ils ne nous aient rien dit de la manière dont se comporte la môle à l'égard de l'utérus; que l'on n'ait point pratiqué d'injections par les artères iliaques et utérines pour s'assurer de quelle manière s'opère la nutrition de ces corps; si elle a lieu par un mode particulier de circulation ou par imbibition, ou, comme disait *Valisnieri*, par irrigation.

Quoi qu'il en soit, on pourrait presque affirmer dès à présent que l'utérus est généralement plus mou; qu'il *est disposé* à s'étendre, à se développer avec une rapidité proportionnée à la nature des corps qu'il renferme, à leur accroissement, à leur multiplicité; que les vaisseaux capillaires utérins sont plus *nombreux*, mais *moins larges* que dans la grossesse fœtale où l'activité de la circulation utérine est en proportion de l'énergie vitale du fœtus et de ses annexes; qu'en conséquence l'hémorrhagie est le plus souvent moins abondante, moins violente que dans la véritable grossesse à une époque avancée. La perte de sang paraît quelquefois plus considérable qu'elle n'est réellement quand il se mêle à ce fluide celui des vésicules qui viennent à se rompre sous les contractions de l'utérus.

Quelquefois les contractions utérines se font sentir dans le cours de cette espèce de grossesse : d'autres fois l'utérus se resserre sans douleur à l'insu de la malade et s'essaie à l'expulsion de la masse hydatique; celle-ci, en se détachant, laisse à nu les extrémités capillaires de la face interne du viscère qui les renferme. La masse spongieuse de la môle se trouvant imbibée de sang, se dégorge sous l'influence d'une contraction subséquente; d'où viennent sans doute ces petites pertes irrégulières, séro-sanguinolentes ou tout-à-fait sanguines, qui se font remarquer dans le cours de cette grossesse.

Le sang peut également s'accumuler à l'intérieur de l'utérus pendant la gestation hydatique. Chez Mme *Louise,* nous avons trouvé parmi les vésicules un certain nombre de caillots de différentes grosseurs, un surtout qui pesait plusieurs onces et qui était d'une consistance très solide.

§. XIV.

Traitement de la môle vésiculaire.

Par une conséquence toute naturelle, les auteurs qui considèrent les vésicules utérines comme des acéphalocistes, recommandent l'usage des mercuriaux, des purgatifs drastiques propres à détruire ces sortes de vers.

Mais, envisagée comme un avortement interne, la môle vésiculaire disparaîtra-t-elle sous l'influence des vermifuges? Nous ne le pensons pas.

L'obscurité que présente le diagnostic de cette espèce de grossesse exige une grande circonspection dans l'usage des moyens propres à faire cesser certains accidens qui l'accompagnent.

L'hémorrhagie utérine est le symptôme le plus

grave que l'on ait à combattre. Lorsque l'investigation la plus rigoureuse des parties ne laisse que des doutes ou de simples soupçons sur la cause de la perte de sang; que l'état du col de l'utérus n'indique pas une disposition prochaine à livrer passage aux corps contenus dans la cavité de l'organe, on n'a rien de mieux à faire que de se comporter comme dans le cas de grossesse fœtale.

Nous avons vu, dans l'observation de Mme *Claire*, que les moyens employés pour provoquer d'une part la contraction de l'utérus, de l'autre pour faciliter le ramollissement, l'épanouissement du col de cet organe, et la dilatation de son orifice, ont été sans effets, au moins bien sensibles. Les lavemens excitans, l'application immédiate de l'extrait de *belladona*, le tamponnement du vagin, les bains généraux et locaux mis en usage du quatrième au cinquième mois de la grossesse, rien n'a pu déterminer l'expulsion de la môle : elle a séjourné plus de *sept mois* dans l'utérus.

On avait conseillé, dans le cas de Mme *Claire*, l'introduction d'une sonde, ou d'un stylet mousse dans le col de l'utérus pour exciter le corps de l'organe à se contracter, et à expulser ce qu'il renfermait. Quoique proposé par une personne faite pour inspirer la plus grande confiance, ce moyen ne fut point employé :

1°. Parce qu'il nous parut inapplicable dans le cas en question à cause de la mauvaise direction et de la longueur du col de l'utérus;

2°. Parce que l'utérus, dans un état de spasme continuel, n'avait pas besoin de ce stimulant;

3°. Parce que, en supposant que l'introduction de la sonde eût été facile, n'agissant que sur la masse qui se présentait à l'orifice interne de la matrice, cette masse, une fois trouée, la sonde n'en aurait changé ni la situation ni le volume;

4°. Parce que rien ne sort de la matrice, si son orifice n'est ouvert à un certain degré. Ici la membrane ne contient point de fluide, ou que fort peu. Ce n'est pas comme quand l'œuf est sain et intact, la rupture des membranes avec un stylet amène l'évacuation du fluide amniotique : de là diminution de capacité de l'utérus, épaississement de ses parois, oblitération de ses vaisseaux, effacement de son col, dilatation de son orifice, expulsion de l'embryon, ou du fœtus et de ses dépendances, lorsqu'une métrite mortelle ne vient point couronner l'œuvre dans le cas de grossesse récente; mais dans la grossesse môlaire, l'introduction d'un stylet dans la cavité de la matrice ne pourrait produire aucun de ces résultats.

Indépendamment des motifs dont nous venons de faire l'énumération, il nous répugnait d'exciter le col de l'utérus par des tâtonnemens douloureux chez cette dame surtout, qui, depuis long-temps, nous exprimait la crainte qu'elle a de périr comme sa mère des suites d'un ulcère de la matrice.

Pour nous être conformée au précepte établi par *Ætius*, et depuis par le professeur *Percy*, d'exciter l'utérus au moyen d'injections irritantes pendant le travail du part hydatique chez Mme *Claire*, on a vu qu'il en est résulté des douleurs atroces dans l'utérus et dans les intestins ; douleurs qui durèrent plusieurs jours, malgré l'usage soutenu des calmans administrés sous toutes les formes.

Chez Mme *Louise*, au contraire, les excitans les plus énergiques restaient presque sans effet. L'atonie de l'utérus, qui existait avant le travail, s'est conservée pour ainsi dire dans le même état, vingt jours encore après, malgré les injections stimulantes poussées plusieurs fois par jour dans la matrice.

Cette différence remarquable dans l'état de l'utérus chez ces deux malades, explique pourquoi chez l'une la perte de sang fut abondante pendant la grossesse et le travail, tandis que chez l'autre, où l'utérus était, pour ainsi dire, dans une contraction permanente, la perte fut légère comparativement à celle qui eut lieu chez Mme *Louise*. Nous n'omettrons pas de faire mention d'un phénomème tout particulier au travail du part chez Mme *Claire*; c'est qu'après avoir livré passage à une portion de la masse hydatique, l'orifice interne s'est contracté fortement : il ne s'est ouvert de nouveau que pour laisser passer la totalité des vésicules, puis s'est encore resserré au point de ne pouvoir permettre l'introduction de l'extrémité d'un doigt.

Nous croyons qu'il serait très difficile et très douloureux dans un cas semblable d'introduire la main dans la matrice, comme on l'a conseillé pour extraire cette espèce de môle. Nous ne voyons pas non plus ce que pourrait faire sur une masse de vésicules *insaisissables* la pince à *faux-germe* de *Levret*, qu'il recommande comme un instrument de la plus grande importance pour son utilité dans le cas actuel. Cet instrument n'eût été que très nuisible et absolument inutile dans le cas de resserrement spasmodique du col utérin chez Mme *Claire*.

Les injections dans l'utérus pour accélérer sa contraction, lorsque cet organe est encore occupé par la totalité de la môle hydatique est un moyen tout-à-fait illusoire dans ses effets. Le fluide de l'injection ne pénètre point dans la cavité de l'utérus, qui est complétement remplie par la môle. L'eau *acéto-saline*, comme vermifuge, est, selon nous, absolument sans action sur les corps soumis à son influence. Quant à son effet comme stimulante, cette solution ne saurait agir immédiatement sur la face interne de la matrice, puisque sa cavité est occupée, non seulement par les vésicules, mais par la decidua qui revêt de toutes parts la masse hydatique et tapisse la cavité utérine.

Les titillations avec l'extrémité des doigts sur l'orifice de l'utérus, les frictions sur son fond, les applications froides, les injections appropriées poussées dans le *rectum*, tous ces moyens combinés sont beaucoup plus efficaces pour déterminer la contraction utérine dans les cas d'inertie et de perte que l'injection dans le viscère lui-même, qui ne saurait ni l'admettre ni la conserver.

Il en est tout autrement après l'expulsion d'une partie ou de la totalité de la masse hydatique; l'injection poussée dans la cavité de la matrice peut produire d'excellens effets, selon l'état de cet organe et la nature des fluides que l'on y a lancés ; alors, mais alors seulement, les fluides de l'injection peuvent agir sur les parois utérines, détacher des lambeaux de membranes, ou des débris de la masse, et les entraîner dehors. C'est quand les injections agissent directement sur la matrice qu'elles peuvent déterminer son entière et durable contraction.

Mais on sent très bien que si l'utérus montre de la disposition à se contracter, comme chez Mme *Claire*, s'il n'y a point lieu de craindre l'hémorrhagie, qu'une injection d'eau tiède, ou d'une décoction émolliente conviendrait beaucoup mieux pour nettoyer la cavité utérine, que ces injections irritantes, comme l'expérience l'a prouvé chez le sujet de notre seconde observation.

Les suites de cette espèce de parturition étant à peu près les mêmes que celles de l'accouchement d'un fœtus, la conduite à tenir doit être relative à l'état où se trouve la malade.

Ce qui nous paraît très important de noter, sous le rapport de la médecine légale, c'est que les parties internes et externes de la génération ont présenté chez les dames *Louise* et *Claire* tous les phénomènes qui se font remarquer dans ces mêmes parties chez une femme récemment accouchée à terme d'un fœtus vivant. Pendant *vingt* à *trente* jours les parties ont même conservé plus de laxité, plus de volume, spécialement chez Mme *Louise*, que dans le cas d'accouchement naturel simple. L'écoulement sanguin, celui des lochies, se sont prolongés davantage ; les mamelles sont restées développées à un certain degré comme chez la femme en couche qui n'allaite point son enfant.

Pour nous résumer, nous rappellerons dans les corollaires suivans les principales propositions émises dans le cours de ce Mémoire.

Corollaires des propositions contenues dans le Mémoire précédent.

Ier.

La môle hydatoïde n'est pas, comme quelques uns le croient aujourd'hui, un composé de vers vésiculaires.

2.

Qui que ce soit, excepté le professeur *Percy*, n'a observé de mouvemens de la part de ces vésicules aqueuses.

3.

Ces vésicules sont le produit d'une conception dégénérée.

4.

Quoi qu'en aient dit quelques uns, ces vésicules sont le résultat d'une disposition morbide des vais-

seaux capillaires de l'amnios, d'une affection particulière du chorion ou du placenta.

5.

La disposition vésiculaire de l'amnios, du chorion
et du placenta a été observée il y a long-temps,
et tout récemment encore par de très bons observateurs.

6.

A la môle hydatoïde se trouvent parfois mêlés des
débris d'embryon, ou de fœtus.

7.

La môle vésiculaire n'est point suspendue dans
la matrice. Les vésicules ne sont point adhérentes
directement à cet organe : une membrane intermédiaire, analogue à *la decidua*, sert de moyen
d'union et de communication de l'utérus avec la
môle.

8.

Les filles, les femmes vivant dans l'état de chasteté, ne sont et ne doivent point être sujettes à cette
maladie.

9.

Cette production vasculeuse dépend d'une affection des membranes séreuses de la coque de l'œuf.

10.

Car il n'existe de membrane séreuse dans la matrice que celles qui y sont déposées temporairement par l'effet de la *conception utérine.*

11.

La maladie est susceptible d'affecter différens caractères ; mais souvent elle se présente sous la forme vésiculeuse.

12.

Vraisemblablement le caractère extérieur de la môle dépend de la partie élémentaire de l'œuf primitivement altérée.

13.

L'utérus n'est pas, comme beaucoup le pensent, le lieu exclusivement affecté au développement des *hydatides en grappes.*

14.

On donne des exemples d'*hydatides en grappes* qui se sont fait remarquer sur les membranes séreuses, encéphaliques, thoraciques et abdominales.

15.

Cette forme, que présente quelquefois les membranes séreuses à l'état morbide dans les grandes cavités, vient ajouter une nouvelle force à l'opinion de l'auteur de ce Mémoire, c'est-à-dire que c'est la *membrane séreuse de l'œuf* qui est affectée dans le cas en question.

16.

L'ovule, encore fixé à l'ovaire, peut être frappé

de maladie, et cependant se trouver fécondé par un coït productif.

17.

Une disposition morbide de l'ovaire peut durer inaperçue pendant tout le temps que la femme est apte à concevoir, et le coït fécondant n'avoir pour résultat que le développement d'un corps informe, ou analogue au produit en question.

18.

C'est ainsi que l'on pourrait expliquer ce phénomène fort rare que présentent des femmes mariées qui ne produisent que des môles.

19.

Diagnostic.

Les signes rationnels de cette grossesse se confondent avec ceux de la grossesse fœtale.

20.

La grossesse vésiculaire n'a lieu que chez les femmes qui vivent en état de mariage et qui sont aptes à la reproduction. On l'a remarquée chez celles de vingt à quarante-six ans.

21.

Dans cette grossesse, *l'utérus est développé;* mais le toucher n'accuse ni le mouvement d'un corps *libre, actif,* ni la présence d'un fluide. *L'absence* de ces deux signes *certains* d'une grossesse fœtale, la

(59)

compacité des corps contenus dans l'utérus, la rapidité de leur accroissement, sont les signes les
moins équivoques d'une grossesse molaire.

22.

La sortie de quelques vésicules aqueuses par le
vagin est le seul signe certain de la môle hydatique
dans l'utérus, mais *dans ce cas,* leur expulsion totale
rarement tarde à s'opérer.

23.

La forme, le volume, la situation de l'utérus, présentent des différences non seulement aux différentes époques, mais aussi aux époques correspondantes
à la même espèce de grossesse.

24.

La longueur du col de l'utérus, sa direction, sa
situation, paraissent dépendre de l'époque à laquelle
se trouve la grossesse hydatique au moment de l'exploration des parties. Les différences qui se remar-
quent dans les divers rapports de l'utérus dépendent
aussi du volume de la masse qu'il renferme, abs-
traction faite de l'époque de la grossesse.

25.

Si l'on ne s'est point assuré par le toucher, plusieurs fois plutôt qu'une, du volume de l'utérus,
certainement on pourra confondre, comme on le dit,
la gravidité hydatique avec l'hydropisie des trompes
et des ovaires. Ainsi qu'on a pu le voir chez Mme *Claire,*

l'utérus n'est pas toujours arrondi ; il n'occupe pas toujours la région moyenne de l'abdomen, et nous avons vu deux cas d'hydropisie de l'ovaire *gauche* dans lesquels l'organe affecté était adhérent *à droite* de la paroi abdominale ; et c'était aussi sur le flanc droit que la ponction avait été faite.

26.

Primerose n'avait pas autant de tort qu'on veut bien le dire lorsqu'il fait observer que dans l'*ascite* le développement des parois abdominales commence par les régions supérieures, et que dans le développement de la grossesse fœtale utérine il se passe tout le contraire.

27.

Nous ajoutons à la remarque de *Primerose*, qui fut faite aussi par notre vénérable maître et ami le professeur *Chaussier*, que, non seulement dans le cas de développement de l'utérus, *quelle qu'en soit la cause*, mais dans toutes les intumescences des organes contenus dans le bassin, leur accroissement s'opère toujours de bas en haut, parce qu'ils n'ont pas, pour se développer du côté de la cavité pelvienne, l'espace que leur présentent les parois molles de l'immense cavité abdominale. Les régions inférieures du ventre étant les premières à se développer, à se distendre, l'ombilic remonte à proportion et conserve sa situation centrale ; tandis que dans l'ascite, l'ombilic descend vers les pubis.

(61)

28.

Quand le col utérin est effacé, que son orifice est béant, que les douleurs se font sentir dans la région des pubis, dans celle du sacrum; quand le sang coule à chaque contraction, l'expulsion des hydatides n'est pas éloignée.

29.

Prognostic.

La mort du fœtus est inséparable de l'existence de la môle vésiculaire.

30.

L'expérience prouve que pour la femme, la grossesse molaire hydatoïde peut avoir des suites très graves et même mortelles.

31.

Traitement.

On a souvent à combattre des symptômes fatigans, tels que les nausées, les vomissemens, un ptialisme abondant; mais le plus fréquent et le plus dangereux, est la perte de sang de l'utérus.

32.

La prudence impose la loi de ne point hasarder de moyens violens pour provoquer l'expulsion de la môle, à moins que, comme dans la grossesse fœtale, on n'y soit forcé pour éviter un mal plus grand.

33.

La dilatation forcée, soit au moyen des doigts, soit avec la pince à faux-germe, dont l'application a été recommandée et employée par *Levret,* peut être dangereuse dans certains cas, sans être de la moindre utilité.

34.

Les injections ne pouvant pénétrer dans l'utérus lorsque sa cavité est occupée par la masse hydatique, le précepte qui en établit l'usage devient inutile.

35.

Après l'expulsion des hydatides, les injections stimulantes peuvent être très efficaces, devenir même indispensables, mais c'est quand il y a perte abondante de sang, inertie de l'utérus, et que cet organe n'est pas entièrement débarrassé.

36.

Les injections irritantes doivent être proscrites de la manière la plus absolue toutes les fois que l'utérus est le siége d'un spasme douloureux.

37.

Dans le cas où la môle vésiculaire est encore renfermée dans l'utérus, et que l'inertie de ce viscère donne lieu à l'hémorrhagie, les injections stimulantes recommandées pour exciter la contraction de l'utérus agissent avec plus d'efficacité, *poussées dans le rectum* que du côté du vagin.

38.

Les suites du part hydatique étant à peu près les mêmes que celles d'un accouchement naturel, les soins qu'elles réclament sont relatifs à l'état actuel de la malade.

39.

Après le part hydatique, les mamelles restent gonflées; les parties internes et externes de la génération présentent presque tous les signes d'un accouchement à terme récent *vingt* à *trente* jours encore après l'expulsion de la masse vésiculaire.

40.

Cette conséquence importante mérite d'être prise en considération, parce qu'elle peut se trouver appliquée avec avantage dans certains cas de prévention de suppression de part, d'infanticide ou d'avorticide.

NOTES.

___

Note Nº I.

C'est d'après les différences dans la manière d'être *des vers*, et dans le lieu *de leur habitation*, jointes à quelques particularités observées dans leur organisation, que l'on a établi plusieurs espèces d'*acéphalocistes*, ainsi distinguées par M. *Laënnec*, qui est l'auteur de la découverte de ce nouveau genre de vers, ou plutôt de sa classification.

Quatre espèces d'Acéphalocistes.

1º. *Acephalocistis ovoïdœ* — à œufs.

Laennec.
Tœnia visceralis de Linnée. — Petits corps blancs opaques dans l'épaisseur de leurs parois. Hydatide de la plupart des auteurs.

2º. *Acephalocistis surculigera ,* — ou à bourgeons.

Laennec.
Tœnia visceralis de Linnée.
Hydra hydatula. — A ses surfaces internes et externes se font remarquer des bourgeons irréguliers. Hydatide de la plupart des auteurs.

3º. *Acephalocistis granulosa ,* — granuleuses.

Laennec. — Parsemées intérieurement de granulations transparentes. Hydatide de la plupart des auteurs.

4º. *Acephalocistis racemosa ,* — en grappes.

Hipp. Cloquet. — A cause de sa disposition en grappes.—Môle hydatique, faux-germe en grappes.

Nota. Voyez le nº 1ᵉʳ de *la Faune des médecins* de M. *Hipp. Cloquet.*

Si l'on veut prendre la peine maintenant de comparer ces diverses espèces d'acéphalocistes avec les vésicules de la môle que nous avons décrite, et dont un *specimen* est au Cabinet d'histoire naturelle du Jardin du Roi, on y trouvera certainement la plupart des caractères communs à toutes ces espèces d'hydatides ou acéphalocistes de M. *Laënnec*. Ce n'était guère la peine non plus de créer une espèce particulière de ces corps pour l'utérus, quand on avait des exemples d'hydatides en grappe dans diverses parties du corps.

Ainsi, les vésicules utérines présenteraient les caractères de toutes les espèces d'acéphalocistes, ou tous les acéphalocistes ne seraient que des vésicules qui ne devraient leurs caractères spéciaux qu'à des accidens fortuits tout-à-fait sans conséquence!

On ferait un rapprochement fort curieux si l'on plaçait ici la description que donne M. le docteur *Fodera* sur l'organisation des *cysticerques*, ou hydatides *des lapins*. On y trouverait la plupart des remarques que nous avons faites, et que d'autres pourront faire sur les vésicules utérines. Que l'on veuille bien se rappeler l'observation n° VI, sur les vésicules en grappes trouvées sur les viscères abdominaux du lièvre.

Note N° II.

Ouvrages dans lesquels se trouvent les figures de la môle vésiculaire.

Auteurs.		Nombre des figures.
Amb. Paré.	*Gynœciorum*, ed. 1598, in-fol. page 425........ ..	1
Ruysch.	*VIe Fasc.*, pag. 32 du vol. 1, édit. 1733.........	2
Idem.	*Thes. Anat.*, tom. 1, Amst., 1744.............	4
Valisnieri. Idem. Idem. Idem.	*Vesiche nel corpo degli animali viventi, opere citate.* { Malpighi. 2 Ruysch. 4 L'auteur. 1 Pichart. 1 }	8
Stalpart.	Cent. Ire, Observ. 70..........................	1
Albinus.	*Acad.* Lib. I. Tab. 3........................	1
Malpighi. Veretti.	*Ephémérides des curieux de la nature*, Cent. IX et X, pag. 165.......................	2
Christ. Avega.	*Art.* Lib. III, sect. X......................	1
Gregorini.	*Mémoires sur les hydatides de l'œuf hum*...........	1
Bidloo.	*Exercitat. anat. chir.*, pag. 18	1

Auteurs.		Nombre des figures.
	Ci-devant.......	22
Paul Portal.	*Pratique des acc.*, pag. 137 et 139............	2
Millot.	*Supplém. à tous les Traités d'acc.* Tom. 2, p. 73..	1
Schlegel.	*Observ. de Burdach. Silloge opere min.*, tom. 2..	1
Clarke Mansfield.	*Observ. on those deseases of females part.* Tom. 2...	1
Bremser.	*Édit. de Blainville, Atlas*, pl. IX.............	1
Brera.	*Memorie sopre i principali vermi*............	1
Hipp. Cloquet.	*Faune des médecins*, no 1, pl. IV............	1
	Total	30

Il en est sans doute beaucoup d'autres encore qui ont échappé à nos recherches.

Note N° III.

Expériences faites sur les vésicules utérines.

1°. *Shrokius* ayant insufflé des grains de la môle en grappes, et l'air ayant pénétré d'une vésicule à l'autre, il en conclut qu'elles communiquent entre elles. Il a remarqué qu'après avoir passé plusieurs jours dans l'esprit de vin, elles avaient perdu de leur coloration, de leur volume; qu'elles s'étaient ridées et endurcies. (*Académ. des curieux de la nature*, *Ephém.* Cent. IX et X, pag. 166.)

2°. *Valisnieri*: Il est de ces vésicules, dit-il, qui s'emplissent aux dépens de celles qui leur sont contiguës.

Généralement le fluide se coagule, mais d'autres fois il ne se coagule pas au feu;

L'alcali ne produit point sur les vésicules, ni sur les fluides qu'elles contiennent, la moindre effervescence. Mêlé aux acides, ce fluide ne se coagule pas;

Jetées dans l'eau l'une après l'autre ou plusieurs à la fois, les vésicules se précipitent également au fond du vase;

Cuites, elles diminuent de volume, se rident, blanchissent et perdent leur transparence.

Les filamens qui réunissent entre elles les vésicules sont évidemment des vaisseaux. (*Loco citato.*)

3°. *Lanzoni* fit cuire de ces vésicules et le fluide s'est durci.

4°. *Litre*, en soufflant dans les plus gros grains des vésicules, a remarqué qu'ils communiquaient avec leurs filets. (Déjà cité.)

5°. *Millot* a répété cette expérience, et en a obtenu les mêmes résultats.

Nous avons aussi insufflé plusieurs de ces vésicules, mais nous n'osons affirmer que l'air ait passé d'une vésicule à l'autre : nous craignons de nous être fait illusion.

Note N° IV.

*Sur la membrane qui enveloppe la môle hydatique :
Onze exemples.*

1°. *Valeriola*, dans sa deuxième observation, dit qu'après six mois de suppression, la femme rendit une membrane renfermant un grand nombre de bulles aqueuses.

2°. *Souville* vit une masse énorme d'hydatides couverte d'une membrane commune, assez dense, ouverte dans un seul endroit. (*Ancien Journ. de méd.*, tom. 88, ann. 1792.)

3°. *Percy :* après des contractions douloureuses, expulsion d'un *sac membraneux* à l'intérieur duquel on trouva des milliers d'hydatides pleines, encore suspendues par leur pédicule. (*Observ. de la femme Galet*, journ. cité.)

4°. *Leray*, de Nantes (première observ.). La môle sortit en plusieurs portions ; la première était une masse compacte, recouverte à l'extérieur d'une membrane analogue à la decidua.

5°. Dans la deuxième observation du même auteur, la masse hydatique était composée d'un grand nombre de vésicules fixées à l'extérieur d'un sac membraneux qui contenait des débris d'un fœtus.

6°. *Stalpart Vanderwiel* rapporte qu'une sage-femme retira de l'utérus une grande quantité d'hydatides en forme de grappes de raisin , et qu'une membrane plus fine que celle qui enveloppe le fœtus les recouvrait. (*Trad. de Planque.*)

7°. Sandifort : *Virum saccum referens erat ergo decidua quæ ove mucronem decidua reflexa.* (*Observ. anat. pathol.* Lib. I , cap. III , pag. 76, Lugd. Batav. , 1777.)

8°. *Labrousse :* La femme accoucha d'hydatides innombrables , enveloppées d'une membrane légère.

9°. *Leclerc.* Les hydatides en grappes , et un placenta qui s'en était séparé , étaient enveloppés d'une membrane commune. (*Ancien Journ. de méd.* , ann. 1761 , tom. XV.)

10°. *Bremser :* Une môle de la grosseur d'une tête , sortit entourée d'une membrane que la sage-femme déchira , et des milliers d'hydatides se présentèrent. (*Traité zool., Édit. de Blainville.*)

11°. *Fauconnier Dufresne* reconnait distinctement au toucher *une poche* comme celle de l'eau de l'amnios : il y avait, attenant à quelques grappes de vésicules, des débris d'une *grande fausse membrane* , *semblable à la membrane amniotique.*

Note N° V.

Sur les cas de môles hydatiques composées de grossesse fœtale. — *Douze exemples.*

1°. *Leray, déjà cité* , dit que les vésicules recouvraient l'œuf, qui était intact, et avait 7 à 8 pouces de diamètre. On y découvrit un embryon, long de quelques lignes, adhérent à l'amnios au moyen d'une vésicule ovoïde. On ne distinguait dans cet embryon que le foie, le cœur et l'aorte.

2°. *Lémon :* Une femme de vingt-quatre ans, qui avait eu plusieurs enfans, rendit, après une suppression de quatre mois , une masse hydatoïde assez volumineuse. La membrane amnios était intacte, pleine de fluide ; mais quoiqu'on n'y découvrit ni embryon ni cordon ombilical , l'auteur n'hésite pas à affirmer que l'absorption s'en était faite, et qu'il y avait eu une véritable grossesse. (*Edinburgh, Med. and Chirurg. Journ.*, Vol. XI, pag. 96.)

3°. *Sandifort :* La masse molaire présentait une cavité membraneuse contenant du fluide, et au milieu nageait une vésicule suspendue par un filet. (Déjà cité.)

4°. *Dumonceau :* Une femme enceinte de son dixième enfant, accoucha au huitième mois, de la portion inférieure du tronc d'un fœtus, muni de son cordon ombilical. Cinq jours après, on reconnut l'existence d'un nouveau fœtus qui présentait le bras, et dont on fit l'extraction par les pieds. Après la délivrance, on trouva *une môle vésiculeuse* d'un volume considérable que l'on détacha en grande partie. La femme était près d'expirer. (*Anc. Journ. de méd., chirurg. et pharm.*, tom. 28, *janvier* 1760.)

5°. *Valisnieri.* Les vésicules, dont il estimait le nombre à environ six mille, avaient été expulsées à la suite d'un embryon.

6°. *Hildan* rapporte qu'une femme fut délivrée à cinq mois d'une môle du poids de dix livres, sans avorter de l'enfant qu'elle portait. (Déjà cité.)

7°. *Pechlin*, dans une observation de même nature, dit qu'on trouva après la mort une complication d'hydatides et de grossesse fœtale.

8°. *Leclerc*, déjà cité, vit distinctement un placenta separe de la môle hydatique par un cordon d'où partaient plusieurs filets d'un rouge pâle.

9°. *Etmuller* a découvert un embryon informe dans une môle.

10°. *Paul Portal* a vu au centre d'une môle hydatique une vésicule du volume d'une aveline, dans laquelle nageait un petit corps ayant la forme d'un embryon de la grosseur et longueur d'une mouche.

11°. **M.** *Billard*, déjà cité, nous a dit qu'il tenait de l'ac coucheur d'une dame d'Angers un exemple fort remarquable de grossesse hydatico-fœtale : l'expulsion des hydatides avait précédé de quelques mois la naissance d'un enfant vivant et à terme, lequel devint notre célèbre *Béclard !*

12°. *Gregorini* fait mention d'une môle vésiculaire dans laquelle est contenu un fœtus. (*Blainville.*)

C'est en vain que nous avons cherché à nous procurer ce Mémoire cité par M. *Blainville ;* il ne se trouve ni à la Bibliothéque du Roi ni dans celle de la Faculté de médecine de Paris.

NOTE N° VI.

Sur la présentation du noyau central de la môle hydatique.

Il est bon de faire remarquer que, dans la plupart des cas qui nous sont connus, les femmes avaient rendu les hydatides avant l'arrivée des personnes appelées à les secourir.

1°. *Mauriceau* reconnut à l'orifice une espèce de chair confuse qui servait de base à cette masse, et d'où prenaient racines une infinité de filamens qui se terminaient par de petites vessies.

2°. *Paul Portal* sentit à l'orifice un corps mollasse qu'il prit pour un arrière-faix qui était adhérent à la bouche de la matrice.

3°. *Delamothe* reconnut un corps étranger, comme une môle produisant la perte, sans qu'il y eût véritable grossesse.

4°. *Millot :* La plus petite des deux môles qu'il reçut se présentait par sa portion charnue.

5°. *Souville* trouva, à la fin du septième mois de la grossesse, l'orifice de la matrice dilaté, et il y sentit un corps mou qu'il prit pour un placenta.

6° et 7°. Dans les deux cas que nous avons observés et que nous rapportons dans ce Mémoire, nous trouvâmes aussi *le noyau central* de la masse vésiculaire sur l'orifice de la matrice.

Note N° VII.

Sur l'âge d'un certain nombre de femmes qui ont avorté, et qui sont accouchées d'une môle hydatique.

Une femme de Brest. (*Nouv. de la république des Lettres,*
   ann. 1684.). . . . . 21 ans.
La malade de *Bremser*. 23
Sujet de la première Observation de Mme *Boivin*. 23
Collection Académ., pag. 634. 24
Lemon, déjà cité. . . . . , ... 24
Alex. Agnelli. 25
Percy, deuxième Observ. 26
Crawfort. 27
Deuxième Observ. de Mme *Boivin*. 28
Litre, Histoire de l'Académ. des Sciences. 29
Picard de Louviers. 30
Première ann. du Cercle médical, tom. Ier, pag. 175. 31
Mauriceau. 32
Première ann. du Cercle médical, tom. Ier, pag. 174. . 33
Fauconneau Dufresne. 33
Lanzonni. 39
Valeriola. 40
Jolly, anc. Journ. de méd. de Vanderm., tom. XXVIII. 42
Valisnieri. 43
Journ. de médecine, chir. et pharm., ann. 1776,
   tom. LXXXVIII. 44
Ancien Journ. de méd.. 45
Stalpart Vanderwiel. 46
Percy, Observ. de la femme Galet. 46

Sur les vingt-quatre femmes dans l'âge de se reproduire, il en est onze, *la moitié moins une*, de vingt à trente ans; le quart, de trente à quarante, et l'autre *quart*, plus une, de quarante à quarante-six ans. Il n'est donc pas exact de dire que les môles hydatiques se rencontrent plus souvent chez les femmes arrivées à l'âge critique qu'à tout autre âge de la vie. Le tableau ci-dessus prouve le contraire, puisque les trois quarts de ces cas ont eu lieu de la vingtième à la quarantième année, temps le plus ordinaire de la fécondité dans la durée de la vie de la femme.

NOTE N° VIII.

Relative à l'époque de la première perte de sang, et à sa durée pendant la gestation hydatique.

NOMS des Auteurs.	ÉPOQUES		DURÉE de la perte de sang.	RRMARQUES.
	de la première perte de sang.	de l'accouchement.		
Dumonceau.	à 45 jours.	à 8 mois..	6 mois $\frac{1}{2}$.	
Mme Boivin.	à 45 jours.	à 4 mois..	2 mois $\frac{1}{2}$.	Ire Observ.
Litre.	à 2 mois.	à 6 mois..	4 mois..	
Crawfort.	à 3 mois.	à 7 mois..	4 mois..	
Souville.	à 3 mois.	à 7 mois..	4 mois.	
Percy.	à 3 mois.	à 8 mois..	5 mois..	la F^e Wolf.
Mme Boivin.	à 3 mois $\frac{1}{2}$.	au 8e mois.	4 mois $\frac{1}{2}$.	IIe Observ
Pichart.	à 4 mois.	à 4 mois..	"	
Millot.	à 4 mois.	à 4 mois..	"	
Delamothe.	à 5 mois.	à 5 m. $\frac{1}{2}$..	15 jours.	
Percy.	à 6 mois.	à 9 mois..	3 mois..	IIIe Observ.
Bremser.	à 7 mois.	à 8 mois..	1 mois..	
Jolly.	à 8 mois.	à 10 mois.	2 mois..	
Baudelocque.	{ au 11e m.	au 11e m..	"	
	{ au 14e m.	au 14e m..	"	

Quoiqu'en général les observations connues soient très inexactes sous le rapport qui fait l'objet de cette table, on voit que la première perte de sang se montre vers *le troisième mois:* que l'expulsion des hydatides peut se faire sans être annoncée par des pertes antécédentes, comme dans le cas de *Pichart, Millot,* et les deux derniers de *Baudelocque :* que cette grossesse peut aller jusqu'au cinquième, sixième, septième et

huitième mois sans avoir été accompagnée, comme on le dit,
de petites pertes de sang.

Note N° IX.

*Sur la disposition et la situation du col de l'utérus dans le cas de
grossesse hydatique.*

Observation de *Helm*, dans *Bremser*, pag. 304, édit. de
Blainville; l'orifice de la matrice, que l'on ne pouvait *pas
atteindre* avant *le septième mois*, se trouvait dilaté à cette
époque, et accessible au toucher.

Souville: La matrice pesait sur le périnée, et occasionnait des
tenesmes au septième mois de grossesse. L'orifice était entrou-
vert d'environ 10 lignes.

Saviard: La maîtresse sage-femme de l'Hôtel-Dieu de Paris,
dit-il, trouva l'orifice de l'utérus épais d'un bon pouce, et
tout-à-fait clos.

Mme *Boivin*, l'auteur du Mémoire, trouva chez Mme *Louise*
le col de l'utérus *si élevé*, à trois mois et demi de la grossesse,
qu'il était presque impossible d'y atteindre. L'orifice externe
était *largement ouvert;* l'interne très resserré : à quatre mois,
le col utérin était beaucoup plus bas ; il occupait le centre du
vagin. Les orifices étaient dilatés à un certain degré.

Dans la deuxième observation de Mme *Boivin*, on a vu que
chez Mme *Claire*, le col de l'utérus était très bas depuis le
troisième jusqu'au sixième mois. L'orifice externe resta *constamment fermé* : l'utérus s'est relevé dans le septième mois ; mais
le col ne s'est pas entièrement effacé ; l'orifice externe ne s'est
ouvert que pour laisser passer la masse hydatique.

Il n'est donc pas rigoureusement vrai que l'orifice de l'utérus
reste béant pendant toute la durée de la grossesse vésiculaire,
ni que le col *conserve* sa situation naturelle.

Note N⁰ X.

Sur la durée de la gestation hydatique , observée sur un certain nombre de femmes.

Observations	de *Gaspard Wolff*......	3 mois.
	de *Bonus*.............	3 mois.
	de *Paul Portal*........	3 mois.
Iʳᵉ.	de *Baudelocque*.......	3 mois.
Iʳᵉ.	de *Mᵐᵉ Boivin*........	4 mois.
	de *Smellie*...........	4 mois.
	de *Lemon*...........	4 mois.
	de *Nauche.* (Voir *Millot*).	5 mois.
	de *Millot*...........	5 mois.
	de *Delamothe*.........	5 mois ½.
	de *Labrousse*.........	6 mois.
	de *Christ. Ovega.* (Art. Méd. Lib. 3)........	6 mois.
	de *Mauriceau*.........	6 mois.
	de *Leclerc*..........	6 mois.
Iʳᵉ.	de *Valeriola*.........	6 mois.
IIᵉ.	de *Baudelocque*.......	7 mois.
	de la femme de Brest...	7 mois.
IIᵉ.	de *Mᵐᵉ Boivin*........	7 mois et 8 jours.
	de *Souville*..........	7 mois.
	de *Crawfort*.........	7 mois.
IIᵉ.	de *Valeriola*.........	8 mois.
	de *Demonceau*........	8 mois.
	de *Bremser*.........	8 mois.
Iʳᵉ.	de *Percy*...........	8 mois.
	de *Bonnettus*........	9 mois.
	de *Stalpart Vanderwiel*..	9 mois.
IIᵉ.	de *Percy*...........	9 mois.
IIIᵉ.	de *Percy*...........	10 mois.

de *Litre* . . . . 10 mois.

de *Jolly* . . . . 10 mois.

de *Baudelocque* . . . . $\begin{cases} 11 \text{ mois.} \\ 14 \text{ mois.} \end{cases}$

On remarquera dans la table ci-dessus, que l'époque du part hydatique correspond à celles où se font le plus souvent l'avortement et l'accouchement prématuré. *Trois* seulement sur *trente-deux* ont été jusqu'à neuf mois.

Quant aux cas de part dans les *dixième*, *onzième* et *quatorzième* mois, les femmes étaient-elles certaines de l'époque de leur grossesse ?

Nous avons réuni dans *cette note* tous les cas qui se sont offerts à nos recherches, et dans lesquels l'époque de l'expulsion des vésicules était mentionnée. En général, sur ce point, comme en beaucoup d'autres, ces observations laissent infiniment à désirer.

Note N° XI.

Sur les dangers que présente le part hydatique.—Huit exemples.

1°. *Smellie* (tom. II, pag. 118). La femme avait des pertes si violentes, elle en était tellement affaiblie qu'il doutait si elle en pourrait revenir. Elle se rétablit peu à peu contre l'attente de l'auteur.

2°. Dans le cas de *Crawfort*, la femme rendit tout à coup *une pinte et demie de sang ;* elle en avait perdu à peu près autant dans les trois mois qui avaient précédé.

3°. La dame dont parle *Levret*, était d'une si grande faiblesse lorsqu'il fut appelé, qu'on avait tout lieu de craindre pour la vie de la malade, tant elle avait perdu de sang.

4°. *Saviard* (*Nouv. rec. d'Observ.*) dit qu'une femme de trente-deux ans, après avoir éprouvé des pertes violentes pendant trois semaines, fut forcée de garder le lit pendant sa grossesse, à cause de l'état d'épuisement où elle était réduite.

5°. Le docteur *Leray,* dans sa deuxième observation, dit que l'hémorrhagie avait été fréquente et fort abondante pendant la grossesse : c'est , ajoute-t-il, dans un *état presque imminent* que la masse hydatique fut expulsée.

6°. *Souville :* La perte de sang augmenta , les faiblesses survinrent au moment du part. L'auteur crut *que la mort allait terminer la scène.* La malade ne s'est qu'imparfaitement rétablie , puisqu'elle était menacée *d'une hydropisie de poitrine.*

7°. *Demonceau* dit qu'après l'expulsion de la môle, la malade était près d'expirer de faiblesse.

8°. Le sujet de la première observation de ce Mémoire était réduit à un état d'épuisement qui laissait des craintes pour les suites.

NOTE N° XII.

Sur les cas de grossesse ou de part hydatique mortels :
Sept exemples.

1°. *Home :* La femme mourut avant l'expulsion des hydatides, épuisée par des pertes de sang et des vomissemens violens. (*Transact. of a Society ,* vol. II, pag. 300.)

2°. *Moth :* Rupture de l'utérus, occasionnée par la présence d'une masse énorme d'hydatides , dont une partie était passée dans la cavité abdominale. (Voir *Noticule ,* n° 3.)

3°. *Unerwolf* : La femme est morte avant d'expulser les hydatides. On trouva dans l'utérus, non seulement les corps vésiculaires , mais une môle charnue du poids de 9 livres. (Voir pour ces deux derniers cas, *la Collect. acadèm. ,* tom. VII, pag. 143 et 144, ainsi que les *Actes de Copenhague ,* ann. 1671 et 1672.)

4°. *Pechlin* (Lib. XI, *Observ.* 19). Cas de grossesse fœtale composée de môle hydatique. La femme mourut avant l'accouchement.

5°. *Lanzoni.* La femme avait trente-neuf ans , et mourut hydropique : lorsque l'on ouvrit la matrice , qui était développéc et flottante au milieu de l'eau , il se présenta une masse de vésicules au nombre de trente , contenant un fluide qui se durcit au feu.

6°. *Delamothe :* Sa malade , après une perte de sang qui avait duré quinze à dix-huit jours , était réduite à un état si pitoyable qu'elle mourut dix à douze heures après avoir été délivrée de la môle.

7°. Le docteur *Picard,* de Louviers, en arrivant près de sa malade, dont la perte durait depuis plusieurs mois, la trouva *sans pouls,* baignée dans son sang, venant de rendre la masse hydatique qui était encore près de la vulve : cette femme mourut le quinzième jour de l'expulsion de la môle, par suite de la perte considérable de sang qu'elle avait essuyée.

Cette terminaison funeste de la maladie nous a été communiquée par le professeur *Chaussier* qui l'avait apprise de M. *Picard,* depuis l'insertion de son Mémoire au *Journal de méd., chir. et pharm.* , mai 1821 , tom. XI, page 22. Aussi n'y est-il point mention de la mort de cette femme.

FIN.

EXPLICATION DE LA PLANCHE.

CETTE figure, un peu moins grande que nature, représente la môle vésiculaire de Mme CLAIRE D., expulsée en totalité : cette masse, du poids de 2 livres 9 onces, a conservé la forme de la cavité de l'utérus, où elle était renfermée.

La môle, ouverte sur une portion de sa longueur, laisse échapper une certaine quantité des vésicules hydatiques qu'elle contient.

Sur la coupe de la tumeur on distingue deux couches membraneuses.

La première *a*, *a*, *a*, *a*, membrane externe utérine, analogue à l'épichorion ou decidua.

La deuxième *b*, *b*, *b*, membrane fine, transparente, qui paraît être un débris du chorion.

c, *c*, *c*, vésicules granuleuses.

d, *d*, *d*, vaisseaux blancs, dont quelques uns viennent s'ouvrir à la surface sous forme de bourgeons, et d'autres servent de pédicules aux globules qui les terminent.

e, *e*, *e*, vésicules oblongues, qui semblent être des vaisseaux déprimés ou dilatés.

f, *f*, *f*, vésicules à bourgeons.

Voyez la description, page 42, et la note n° I, page 64.

TABLE DES MATIÈRES.

NOTES.

FIN DE LA TABLE DES MATIÈRES.

ERRATA.

Page 4, note 4, *au lieu de*, et *Muller* ; *lisez :* et *Etmuller*.

26, ligne 16, *au lieu de*, ses membranes; *lisez :* ces membranes.

39, 24, *au lieu de*, graine; *lisez :* graines de lin.

47, 21, il est resté une douleur, *ajoutez :* dans l'estomac.

63, 10, *au lieu de*, cette conséquence, *lisez :* cette dernière remarque.

www.ingramcontent.com/pod-product-compliance
Ingram Content Group UK Ltd.
Pitfield, Milton Keynes, MK11 3LW, UK
UKHW031833170726
13836UKWH00004B/1669